食疗大全

鲜膳良方

药食同源调身心，三餐吃好筑防线

养生

时间岛编辑部 ◎ 主编

江西科学技术出版社
江西·南昌

图书在版编目（CIP）数据

食疗大全 / 时间岛编辑部主编 . -- 南昌：江西科学技术出版社, 2025.7. -- ISBN 978-7-5390-9630-8

Ⅰ . R247.1

中国国家版本馆 CIP 数据核字第 2025QD5695 号

食疗大全
SHILIAO DAQUAN

时间岛编辑部　主编

出版发行	江西科学技术出版社
社址	南昌市蓼洲街 2 号附1号
	邮编：330009　电话：（0791）86623491　86639342（传真）
印刷	三河市兴达印务有限公司
经销	全国新华书店
开本	787mm×1092mm　　1/32
字数	49千字
印张	2.5
版次	2025 年 7 月第 1 版
印次	2025 年 7 月第 1 次印刷
书号	ISBN 978-7-5390-9630-8
定价	29.80 元

国际互联网（Internet）地址：http://www.jxkjcbs.com
选题序号：ZK2025146　　赣版权登字：-03-2025-171
责任编辑：郭绪书
特约编辑：张辰玥
版权所有　侵权必究
（赣科版图书凡属印装错误、可向承印厂调换）

引言

本书根植《黄帝内经》中"五谷为养,五果为助"的食养智慧及"药食同源"之本,以现代营养学解读传统食疗,为读者构建"调饮食、御疾病、养天年"的科学饮食体系。

全书以"辨证施膳"为核心,构建四大食疗养生框架。一、食病同源。解析食物与疾病关联,确立"饮食有节、五味调和"养生总则。二、药食相忌。以通俗案例揭示食物与药物的配伍宜忌,规范服药饮食禁忌。三、对症施膳。细分病症提供饮食宜忌参考,融合传统验方与现代医学。四、药膳实践。收录经典配方,化苦涩药材入日常羹汤,践行"美味即调养"。

本书致力于传承典籍深邃智慧,融合营养学实证。无论学识背景,读者皆可从中辨识食材性味调养身心、学习膳食辅助疗疾、品味药膳愉悦生活。实践时请结合自身健康状况审慎考量,特殊人群及服药者应严遵医嘱。

目录

Contents

第一章
食疗的基础常识……………… 01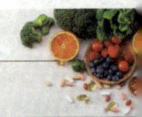

第二章
服药饮食禁忌………………… 12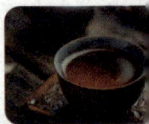

第三章
药膳理论和应用……………… 14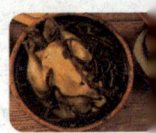

第四章
常见病的食疗应用…………… 18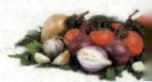

第一章　食疗的基础常识

食物与疾病的关系

食物与疾病之间存在着紧密的联系,患病时的饮食宜忌尤其是一个重要的问题。不同食物含有不同的营养成分,具备各异的理化性质,这些特性对人体代谢功能、生理以及生化过程产生着不同影响。例如,甜食(涵盖各类碳水化合物)与糖尿病、食盐(包含各种含钠盐类)与肾脏病之间,就有着千丝万缕的联系。

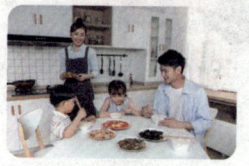

食物与药物的关系

食物与药物之间往往会互相影响,这种影响大致可划分为三类:一是食物成分与药物成分之间的相互作用所产生的影响;二是食物与药物在代谢进程中彼此施加的影响;三是食物和药物的摄入时间顺序所带来的影响。

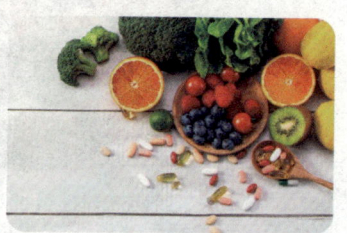

首先,食物成分与药物

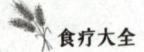

成分之间存在相互作用,例如,四环素类药物会与钙、镁、铁等离子形成络合物,从而影响自身吸收,降低药效,所以不宜与富含这些离子的牛奶、豆腐等一同服用。

其次,食物与药物在代谢进程中也会相互产生影响。像啤酒、葡萄酒、咸鱼、动物肝脏、扁豆这类食物含有较为丰富的酪胺,当它们与单胺氧化酶抑制剂,例如帕吉林(优降宁)一同摄入时,极有可能引发高血压。

再者,食物与药物在摄入时间上的先后顺序,同样会对药物的效果产生不同程度的影响。像硫酸亚铁片、

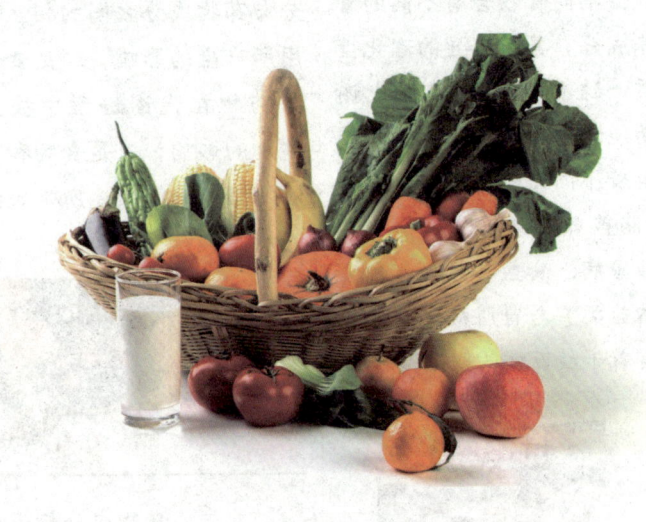

第一章 食疗的基础常识

阿司匹林这类对胃肠道具有刺激性的药物，饭后服用更为适宜。而诸如健胃消食片等开胃助消化的药物，在饭前服用能更好地发挥药效。

中药多为植物药和动物药，其化学成分和化学结构复杂多样。但在与饮食的相互关系方面，中药与前文提及的西药有诸多相似之处。因此，不论是中药还是西药，当与食物同时进入人体后，对人体酶系统的影响都是复杂多变的。

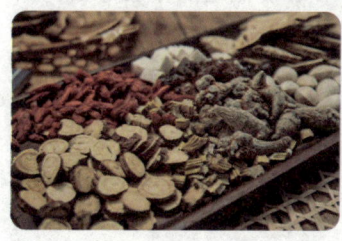

忌口的科学依据

"医生，有什么需要忌口的吗？"在看病过程中，患者常常会向医生提出这样的疑问。实际上，饮食与疾病之间确实存在着紧密的联系。早在两千多年前，我国第一部医学著作《黄帝内经》就曾强调了谷物、肉类、水果、蔬菜等各类食物在滋养身体方面的作用，但同时提醒人们不可过量食用，以免损伤正气。汉代张仲景在《金匮要略》中指出"所食之味，有与病相宜，有与身为害"，强调食物特性与人体健康的关联。在健康状态下，人体能够在一定程度上自动对饮食进行综合调节。因此，一旦患病，就需要对食物有所选择。当食物的性味与疾病证候或药物性味相互冲突、相互矛盾时，就需要加以注意，有所禁忌。

通常人们所说的忌口，指的是患者在患病期间或者服药过程中，需要避免食用某些特定食物的情况。忌口主要涵盖两个方面的含义：一方面是在服药时，因药物特性而需要避免食用某些食物；另一方面则是针对所患疾病的类型，明确应该忌食的食物种类。

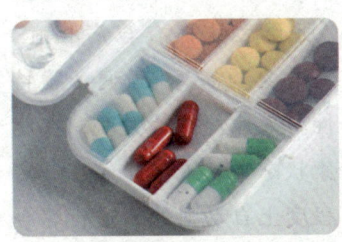

在中医理论体系中，忌口有着深厚的根基。中医所讲的忌口源于八纲辨证（阴、阳、表、里、寒、热、虚、实）的理论指导，以及历代医家的临床经验积累。就食物的特性而言，蔬菜、瓜果多偏寒凉（如西瓜、苦瓜等），具有清热解渴的功效。依据中医"热者寒之"的原则，这类食物适宜用于发热、咽喉疼痛、大便燥结等呈现热性证候的患者。然而，这类食物也因其生冷、性寒的特点，容易对胃肠功能造成不良影响。所以，虚寒体质的人群，以及患有肠胃病（如胃脘疼痛、呕吐、泄泻等）的患者，均应避免食用。生姜、辣椒、大蒜、酒等，大多属于辛热之品。少量食用时，具有通阳健胃的作用，特别适用于寒性胃痛的患者。但如果过量食用，就可能生痰动火，损害视力。因此，有眼疾、温病以及皮肤生疮等症状的患者，都需要对此类食物忌口。

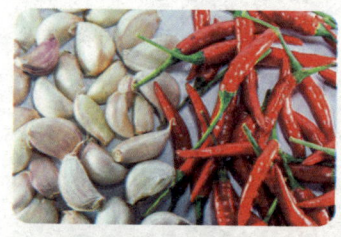

饮食调养的重要性

食疗的作用在历代医药学家的实践中被肯定，并逐渐被现代医学所证实。饮食疗法具有诸多显著优点，它取材便捷，操作简单易行，疗效颇为显著，且安全无毒、无副作用。更为重要的是，人们足不出户就能进行自我治疗，花费较少甚至不花钱。古时候，人们利用羊肝治疗"雀目"（即夜盲症），食用谷白皮粥预防和治疗脚气病等，这些做法均蕴含着科学道理。

从现代医学的研究视角来看，食物在疾病防治方面的重要作用愈发凸显。例如，芹菜、茄子、大枣等食物对高血压、动脉硬化症的预防和治疗大有益处，原因在于它们富含芦丁（维生素P样物质）和维生素C。动物肝脏能够有效防治夜盲症，是因为其中含有维生素A。山楂之所以具有开胃消食的功效，是因为其包含的维生素C和柠檬酸等成分。小麦麸能预防和治疗脚气病，是由于它富含维生素B_1。

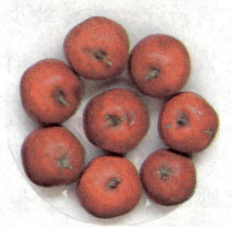

为维持身体健康，全面且均衡地摄入各类营养成分至关重要，这就要求我们注重食物的合理搭配。倘若仅凭个人喜好，长期过量食用某一类食物极易导致营养摄入不全面。长此以往，不仅会对身体的正常生长发育造成阻碍，还可能引发特定疾病。

此外，掌握食物的酸碱平衡同样不容忽视。在常见食物中，米、面、肉类以及蛋类大多属于酸性食物。以肉类为例，虽然它们富含蛋白质等营养物质，营养价值

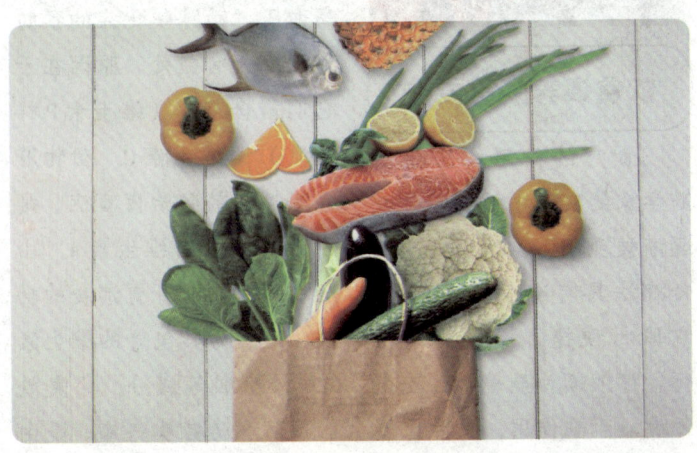

第一章 食疗的基础常识

颇高，但所含的酸性成分也相对较高。对于身体健康的人群而言，不宜过量食用肉类食物；心血管疾病或胃肠疾病患者需根据病情严格控制摄入量，建议减少红肉及加工肉类的摄入，胃肠功能较弱者可选择易消化的肉类并烹饪至软烂。各种蔬菜和水果多属于碱性食物。因此，在日常饮食中，为了防止体内酸性物质过多积累，有效中和酸性成分，维持身体内部的酸碱平衡，建议适当多吃蔬菜和水果。总而言之，通过合理搭配酸性与碱性食物，能够为身体营造一个更为适宜的内环境，助力身体各项机能的正常运转，降低患病风险，促进整体健康水平的提升。

食疗的基本原则

饮食有节

中医强调"饮食有节，五味调和"。所谓饮食有节，指饮食要定量定时，不能饥一顿饱一顿，也不可暴饮暴食。食物质地和温度要适宜，太硬、太软、过冷、过热都不好。同时，也要注意饮食卫生，脏东西吃进肚里易伤脾胃，引发胃肠疾病。饮食有节与现代营养学、食品卫生学的观点相符。除定量定时外，饮食还需搭配合理、五味调和，避免偏食。同时，饮食要顺应季节。春天宜食甘以养肝，夏天宜食苦以清心，秋天宜食酸以润肺，冬天宜食咸以补肾。

饮食清淡

中医向来倡导清淡饮食。所谓清淡饮食,就是要避免过量食用肉类、油腻食品、辛辣食物,控制饮酒量。强调清淡饮食,是因为过量摄入上述食物易损伤脾胃,成为疾病诱因。肥厚油腻的食物在体内易助湿生痰,长期过量摄入,可能引发肝阳上亢、肝风内动,进而诱发诸如高血压、肝硬化、冠心病、糖尿病等疾病。

中医在长期实践中,深刻认识到清淡饮食的重要性。坚持清淡饮食,能维护脾胃正常功能,预防疾病,助力延年益寿。正如俗语"肉生火,鱼生痰,青菜豆腐保平安"所言,清淡饮食为健康长寿奠定了良好基础。

饮食多样

中医格外重视杂食的意义,认为人体作为复杂机体,对各类营养素有着广泛需求。患病时,除依靠药物治疗之外,在治疗与调养过

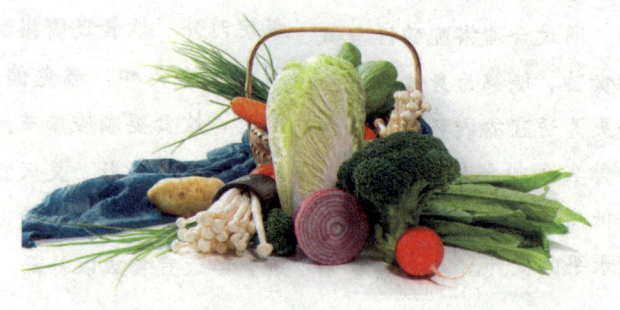

第一章 食疗的基础常识

程中也需要食物发挥其关键作用。《黄帝内经》中提到"五谷为养",五谷杂粮涵盖豆类,倡导食用谷物时混合食用豆类,因其能弥补谷类中赖氨酸的不足,借助杂食实现蛋白质的互补,提升营养吸收效果。"五果为助",意思是每日应适量摄入水果,以此补充多种维生素与矿物质。"五畜为益",像猪、牛、羊等动物性食物,包括蛋类、乳类等荤食,这些都是滋养强壮的佳品,适当选择食用,对机体益处多多。"五畜"富含优质蛋白质、脂肪,以及足量且均衡的B族维生素和微量元素,且味道鲜美。但需注意,过量食用则会带来危害。"五菜为充"表明,除上述食物外,还需摄入充足的蔬菜,如绿叶蔬菜以及新鲜的黄色或红色蔬菜。蔬菜能提供丰

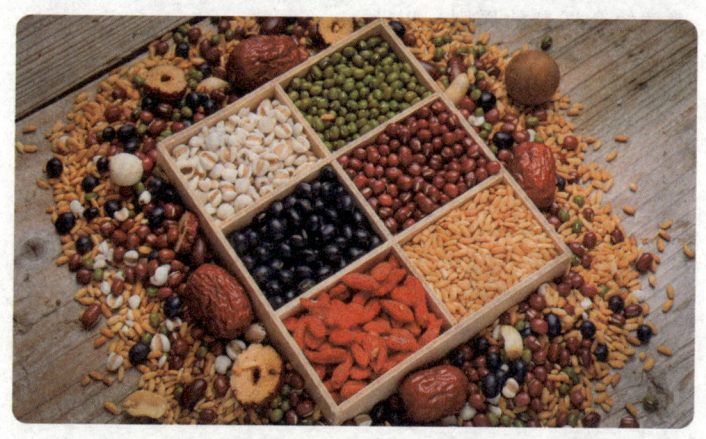

富的胡萝卜素、多种维生素以及钾、镁等元素,是维生素、矿物质及微量元素的重要来源,同时也是膳食纤维及特殊酶类等的来源。

食疗食养

古代医家固然以医药治疗为主,但同时也高度重视食疗、食养的重要价值。他们认为,人体患病后,切不可单纯依赖药物,而应着重遵循饮食调养的原则,以此助力疾病康复。中医将这种饮食调养方式称为"食养",足见其重视程度。《黄帝内经》中清晰地表明,食物调养有着独特优势,它不会像药物那样产生诸多副作用,进而损伤身体。相反,借助食养,患者能够恢复元气,有助疾病痊愈。俗话说"药补不如食补",饮食调养常常能收获良好效果。

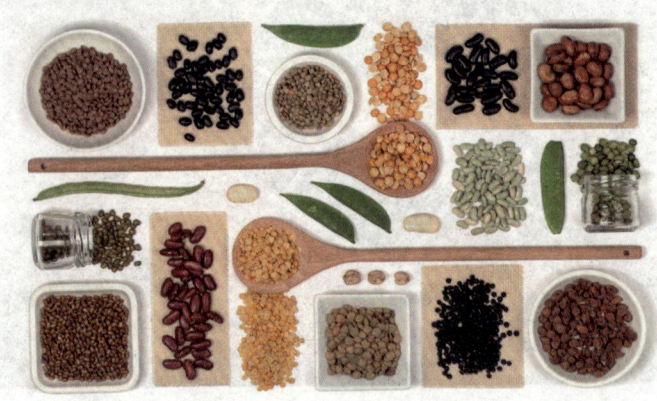

饮食宜忌

食物具有一定的治疗功效，但倘若应用不当，反而可能引发疾病或使病情加重。所以，在进行食疗时，务必掌握饮食宜忌。通常，饮食宜忌会依据疾病的性质和具体病情，分为以下几类。

第一，忌生冷。寒证、虚证患者，以及脾胃虚寒、体质虚寒、阳虚之人，还有平时容易感染风寒的人群，都应避免食用生冷食物。

第二，忌煎炸。热证食滞、湿热蕴积、黄疸、痰湿较重的患者，均不宜食用煎炸食物。

第三，忌辛辣。热性病患者必须忌辛辣食物，像生姜、葱、大蒜、花椒、桂皮、酒、辣椒等都在此列。辛辣食物能促进体内热气生成，导致病情恶化。

第四，忌发物。发物包含鸡头、海鱼、虾、蟹等。对于各种感染性疾病，若不避开发物，极有可能导致疾病加速发展，使病情恶化。

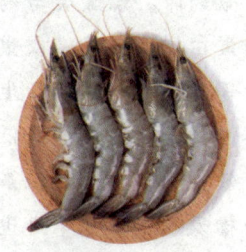

第五，忌油腻。高血压、胆囊炎、高脂血症、冠心病等疾病患者，需要忌食油腻食物以及动物内脏，因为这类食物会增加身体负担，不利于病情恢复。

第二章 服药饮食禁忌

浓茶与服药冲突

茶叶中含有鞣酸,尤其是浓茶,鞣酸含量更高。用茶水服药时,鞣酸会与药物中的蛋白质、生物碱或重金属盐等发生化学反应,生成不溶性复合物,从而降低药物疗效。不过,虽然浓茶影响药物吸收,但它本身也是一味不错的中药。浓茶能够清热解暑,其中的鞣酸可以凝固细菌的蛋白质,具有抗菌止泻的功效。

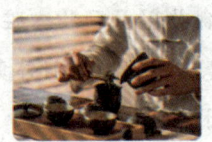

清热药忌辛辣

在中医理论中,当患者被辨证为"热证"时,其身体常呈现出一系列典型症状,如咽喉红痛、鼻衄、便秘、尿少、口干、唇燥、舌干红、舌苔光剥等。多数辛辣食物性属温热(如辣椒、生姜、花椒等),热证患者若食用,会进一步助长体内热象。

从药物作用角度来看,清热凉血类药物,像石膏,性寒清热,能清气分实热;金银花、连翘,具有清热解毒、疏散风热之效;栀子可泻火除烦、清热利湿；生地黄、牡丹皮能清热凉血、养阴生津。而滋阴类药物，例如石斛、沙参、麦冬、知母、玄参等，它们的主要功效在于滋养阴液，以缓解热证导致的阴液亏虚。实热证患者食用辛辣食物，会直接加重热象，抵消清热凉血药的药效；虚热证患者食用辛辣食物，会耗伤阴液，削弱滋阴药的效果，均可能阻碍病情好转。

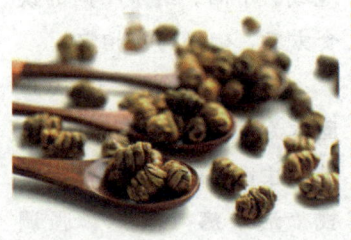

人参萝卜搭配争议

萝卜和人参可以同时食用，传统所谓"萝卜解人参药效"的说法缺乏科学依据。从现代营养学角度看，萝卜富含膳食纤维和消化酶，人参含有人参皂苷等活性成分，二者成分互不冲突。中医理论中，萝卜"破气"与人参"补气"看似矛盾，实则需结合体质判断：同食可能减弱人参补益效果，建议间隔服用；健康人群或进补后出现消化不良者，萝卜反而能促进吸收。因此，除严重气虚者需注意间隔外，多数人适量同食无妨，但需避免过量，以防胃肠不适。

第三章 药膳理论和应用

药膳的定义和种类

药膳以中医"辨证论治，辨体施膳"的理论为指导，由中药与食物合理搭配而成。它兼具食物的美味营养和药物的治疗功效，既非单纯的药物方剂，也不同于普通饮食，而是药食相融：食能助药力，药可增食效，二者相辅相成，维护身体健康。因此，药膳是防病保健、辅助治疗的优质选择。常见的药膳类型有保健药膳、治疗药膳、宴席药膳和四季药膳。

药膳的配制原则及注意事项

药膳遵循"辨证论治，辨体施膳"的原则进行调配，具体阐述如下。

1. 四因施膳。紧密结合临床实际，依据人的个体差异、病症特点，以及季节、地域的不同，给予不同的饮食方案，确保药食相宜。

2. 主次分明。以扶正固本为主要目的，祛邪为辅助，注重正邪平衡。高度重视"治未病"理念，强调药膳在防病养生方面的重要性。

第三章 药膳理论和应用

3.关注食性。食性是指食物在人体生理或病理状态下发挥的作用,主要分为寒、热、温、凉、平五种属性。微寒归凉,大温归热,性质平和者为平性,故可概括为寒凉、温热、平性三类。寒凉性食物如苦瓜、鸭肉等,可清热滋阴,适用于热证、阳证;温热性食物如羊肉等,能祛寒助阳,适用于寒证、阴证;平性食物如猪肉、山药等,有健脾补肾之效。

4.五味调和。五味即酸、苦、甘、辛、咸。药膳的制作十分注重五味的平衡,避免过度偏好某一味。这是因为饮食五味失衡,会导致脏腑阴阳失调,引发疾病。

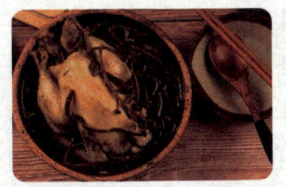

5.遵循"食饮有节"的原则。制作和食用药膳时,务必遵循定质、定量、定时的准则。定质,即确保药膳食材优质、新鲜,制作过程卫生规范,保证药膳的品质上乘。定量,要求根据个人体质、病情以及身体需求,合理确定药膳的摄入量,避免过量或不足。定时,则是要养成规律的进食习惯,不可饥一顿饱一顿。

6.注重食养理念。食养对于健康意义重大。在搭配食物时,应做到谷蔬合用。谷物富含碳水化合物、蛋白质等基础营养,是身体能量的重要来源；蔬菜则富含维生素、矿物质、膳食纤维等，有助于维持身体正常代谢和生理功能。同时，要实现五味调和，即巧妙运用分别具有酸、苦、甘、辛、咸五味的食物，使其相互协调，既能满足味蕾需求，又能根据个人体质和季节变化滋养五脏六腑。还要做到四气兼备，充分利用寒、热、温、凉四气不同的食物，调节身体阴阳平衡，使饮食养生更贴合人体健康需求。

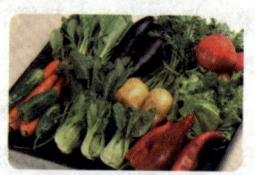

7.饮食宜忌。药膳有适宜与禁忌之分。从病症角度来看，肝病不宜食用辛味食物，肺病忌苦味，心、肾病要避开咸味，脾胃病则不宜碰酸味。从患者体质来看，虚弱者适合补益类药膳，忌用发散、泻下类药膳；体质壮实者不宜过度温补；阳虚体质宜温补，忌食寒凉咸味食物；阴虚体质适合滋阴类药膳，避免辛热食物等。

8.药膳配伍禁忌。传统经验认为，部分食物与药物配伍可能影响药效或引发不适，例如：羊肉与半夏、菖蒲同食会引起身体不适；鸡肉忌与芥末同食；鲫鱼反厚朴，忌与麦冬同食等。

9.服药食忌。服药期间也有诸多饮食禁忌：服荆芥时忌吃鱼、蟹；服用藜芦时忌食腥肉；服用白术时，不宜吃桃、李子等。这些是古人积累的经验,虽其机制有待深入研究考证,但仍值得重视。

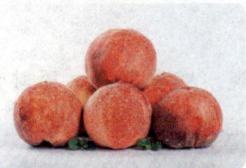

10.注意事项。制作和食用药膳时,应结合现代营养学知识,保证饮食合理均衡。同时,遵循临床各类治疗膳食的原则,确保药食功效明确、作用专一。在搭配药食时,要科学合理,对药材仔细筛选并进行加工炮制,去除苦味、涩味和怪味,提升可接受度。此外,烹调过程需精细,做到色泽诱人、香气扑鼻、味道可口、造型美观。

药膳烹调方法

常用的药膳烹调方法多样,包括蒸、熬、炒、卤、炖、焖、煨、炸、烤、烧等,还可制作成粥、酒、饮料等形式,其中以炖、煮、蒸及制粥较为常见。添加到药膳中的药物有不同的呈现类型,如切片型、药液型、粉末型以及调料型。药物的添加方式也各有不同,包括药食分开制作后共烹,以及在食物烹调前、烹调中、烹调后添加药物。

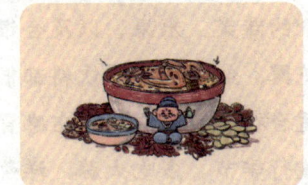

第四章　常见病的食疗应用

内科病症

感冒

感冒是常见的外感疾病，主要由细菌或病毒引发。临床表现主要有头痛、鼻塞、发热、流涕、恶风等症状。

感冒时常伴随发热，因此需多补充水分。富含维生素的蔬菜、水果，以及金银花露、红糖姜汤等饮料都很适合在感冒时服用。在感冒流行季节，多吃大蒜、洋葱这类富含维生素且有杀菌作用的食物，能预防感冒和气管炎。感冒期间，要避免食用油腻、黏滞、辛辣、油炸、海鲜类食物。

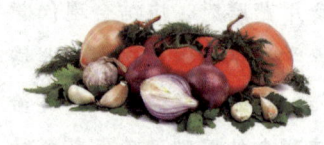

【食疗推荐】

五神茶

配方：茶叶6克，荆芥、防风、苏叶、生姜各10克，红糖30克。

制作与服用方法：把茶叶、荆芥、防风、苏叶和生姜一同放入锅中，加入适量的水，用小火煎煮15分钟。之后，加入红糖搅拌至完全融化即可。推荐每日饮用2次。

功效：发散风寒、祛风止痛。适用于风寒感冒、恶寒、身痛、无汗等。

注意事项：风热感冒（发热重、咽痛、黄痰）禁用，否则会加重内热。孕妇慎用，荆芥、苏叶可能促进子宫收缩。

支气管炎

支气管炎是一种由生物或非生物因素引发的呼吸道炎性疾病，分为急性和慢性两种类型。急性支气管炎通常在感冒或流感之后发作，症状包括咽痛、鼻塞、低热、咳嗽以及背部肌肉疼痛等。而慢性支气管炎多由长期吸烟导致，患者常出现呼吸困难、喘鸣、阵发性咳嗽和咳出黏痰等症状。

饮食调整：体重正常的患者应保持均衡饮食，以增强呼吸道抵抗力。体重低于正常标准的患者，则需摄入高热量、高蛋白的食物，助力受损支气管组织的修复。由于感染或炎症影响消化功能，食欲通常会受到影响，建议采用少量多餐的进餐方式，每天分6次进食，每次食量不宜过多。食物应易于消化吸收，蛋白质摄入量为1.2~1.5克/千克（体重），优先选择动物蛋白和大豆蛋白等优质蛋白质。

【食谱推荐】

葱白粥

配方：大葱白5段（每

段约3厘米),生姜5片,粳米60克,米醋5毫升。

制作与服用方法:将大葱白段、生姜片、粳米加水煮成粥,再加米醋,趁热食用。每日1次。服后盖被,出微汗。

功效:补肾温肺、散寒止咳,缓解慢性支气管炎的久咳、虚咳症状。

【食谱推荐】

核桃生姜方

配方:核桃3个,生姜3片。

制作与服用方法:每晚临睡前用核桃仁夹着生姜片吃,连服5~10天为1个疗程。

功效:发汗解表、散寒宣肺,适用于急性支气管炎初期、风寒感冒急性期。

支气管哮喘

支气管哮喘,简称哮喘,是一种常见的发作性肺部过敏性疾病。该疾病的发作常具季节性,多见于春秋季。发病时,细支气管平滑肌痉挛,黏膜充血、水肿,分泌物增多,致使患者出现胸闷、咳嗽、气急、哮鸣及咳痰等症状,多有呼气困难,听诊肺部可闻及弥漫性哮鸣音。

在使用解痉止喘药物的同时,需重视饮食营养治疗。首要目标是找出引发哮喘的致敏食物并避免食用可能存在交叉过敏反应的同类食物以消除症状,恢复患者胃肠道正常的消化和吸收功能。

【食谱推荐】

陈皮茯苓粥

配方：陈皮10克，茯苓15克，大米100克，生姜2片。

制作与服用方法：陈皮、茯苓洗净，加水煎煮20分钟，取汁去渣；将药汁与大米、生姜同煮成粥，趁热食用。

功效：健脾祛湿、理气化痰，改善痰湿体质的内在失衡，从而缓解症状、降低复发风险。

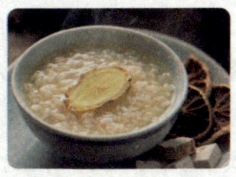

肺炎

肺炎作为一种常见且多发的疾病，发病因素复杂多样，细菌感染是较为常见的病因。实际上，正常人的上呼吸道通常都存在肺炎双球菌，身体状况良好时，这种细菌一般并不致病。然而，一旦呼吸道的防御功能受到刺激性损害，就极有可能引发肺炎。像突然受寒、营养不良、过度疲劳、醉酒等情况，都可能致使机体抵抗力下降，从而引发肺炎，且发病往往较为突然。

在饮食选择方面，发热期适宜采用清淡的半流质饮食，遵循少量多餐的原则。同时忌食生葱、大蒜、洋葱等刺激性食物，以防加重咳嗽、气喘等症状。可以多食用一些具有清热止咳化痰功效的水果，比如梨、橘子等。此外，还需保证充足的水分供给,从而防止症状加剧。

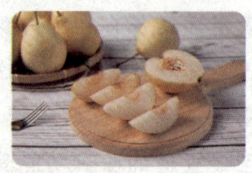

【食谱推荐】

党参灵芝猪肺汤

配方:鲜猪肺1副(约500克),党参、紫灵芝各15克,蜜枣6颗,生姜2片,盐少许。

制作与服用方法:鲜猪肺反复冲洗至白净,切块后入沸水煮5分钟捞出。将党参、紫灵芝、蜜枣、姜片洗净,与鲜猪肺一同放入砂锅,加清水大火煮沸后转中火煲3小时,加盐调味,饮汤食肺。每日1~3次,每次150~200毫升。

功效:益气补肺。对肺炎有辅助食疗作用。

高血压

在安静休息的状态下,非同日三次测量血压,若收缩压≥140毫米汞柱或舒张压≥90毫米汞柱(18.7/12.0千帕),即可诊断为高血压。

对于高血压患者而言,节制日常饮食至关重要。饮食上应忌高脂厚味,减少脂肪和甜食的摄入,严格控制盐摄入量,以清淡饮食为主。多食用蔬菜水果,例如芹菜、萝卜、冬瓜、丝瓜等具有降血压功效的食物。蛋白质补充可选择河鱼、瘦肉、鸡、鸭等。同时,要戒烟限酒。烟酒会收缩血管,加快心率,升高血压。需注意的是,饮酒与血压升高呈正相关,即使少量饮酒也可能增加患高血压的风险。

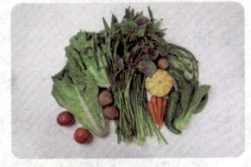

【食谱推荐】

杜仲腰花

配方:炙杜仲12克,五味子6克,猪肾250克,料酒、豆粉、盐、味精、白糖、葱、生姜、蒜各适量,猪油、植物油各适量。

制作与服用方法:猪肾对剖成两半,割去臊腺筋膜,切成腰花。炙杜仲、五味子放锅内,加清水适量,熬成药液50毫升。将姜切成片,葱切成段,备用。用药液的一半,加料酒、豆粉和盐,拌入腰花内,再加白糖调匀待用。将锅烧热,倒入猪油和植物油烧至八成热,放入花椒,投入腰花、葱、生姜、蒜快速翻炒,放入味精,翻炒即可。佐餐食,每日2次。

功效:补肝肾、辅助降血压,适合肝肾不足型高血压者(如腰膝酸软、头晕等)。

心肌梗死

心肌梗死,在中医里被称作"真心痛",是一种因持久且严重的心肌急性缺血,进而引发心肌坏死的疾病。其病情变化急骤,常伴有疼痛、发热、心脏功能障碍、急性循环衰竭以及严重心律失常等并发症。心肌梗死属于冠心病中最为严重的类型,超过 95% 的病例由冠状动脉粥样硬化引发。

对于心肌梗死患者而言,合理的饮食安排极为关键。在急性期,应先为患者提供流质或半流质饮食。3 天后,若患者病情趋于稳定,可将饮食调整为易消化的软食。饮食需遵循少食多餐原则,切不可过饱,以此减轻心脏负担。总的饮食原则为食用低脂肪、低胆固醇、低盐、富含多种维生素且易于消化的食物,糖分不宜摄入过多。若患者同时患有高血压或出现合并心衰症状,则必须严格限制食盐摄入量。

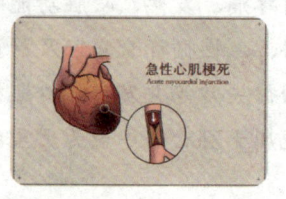

【食谱推荐】

清蒸鲈鱼

配方:鲈鱼1条,葱、姜、生抽各适量。

制作与服用方法:鲈鱼洗净后表面划刀,葱切段、切丝,姜切片、切丝。用姜片和葱段腌制10分钟去腥。上锅清蒸 10~15 分钟,出锅后淋少许生抽(或无盐酱油),撒葱丝、姜丝等。每周 2~3 次。

优点:富含优质蛋白质和 ω-3 脂肪酸,可帮助保护心血管、调节血脂、降低血栓风险,且低脂低盐易消化,适合恢复期营养补充。

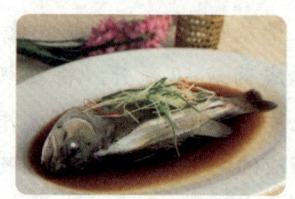

心力衰竭

心力衰竭，是指心脏失去代偿功能后，心肌收缩能力减弱，无法充分排出从静脉回流至心脏的血液。这会导致心脏排血量降低，动脉系统供血不足，静脉系统血液淤积，进而引发心悸气急、无法平卧、浮肿、喘咳、咳痰带血等一系列症状。

对于心力衰竭患者，合理的饮食安排对病情控制和身体恢复至关重要，以下是饮食建议：低盐易消化，营养均衡摄取；把控总热量，适应病情阶段；控制液体量，减轻心脏负荷；选择清淡饮食，遵循少量多餐；限制脂类摄入，维持理想体重；注重矿物质的补充，维持平衡状态。

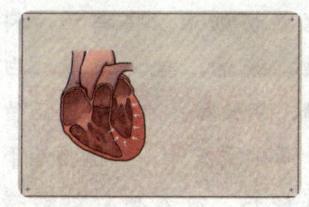

【食谱推荐】

玉竹荸荠炒猪心

配方：玉竹20克，荸荠50克，韭黄10克，猪心500克，鸡汤40毫升，植物油500毫升，酱油、香油、料酒各15毫升，胡椒粉、淀粉、葱、姜、白糖各6克，醋6毫升，盐、味精各适量。

制作与服用方法：猪心切片，加少量水、盐、淀粉拌匀。玉竹洗净、切片，置锅中加水适量蒸煮，共煮3次，合并滤液并煎取20毫升。韭黄切段,荸荠切片,葱姜切细末。将鸡汤、料酒、酱油、盐、味精、白糖、胡椒粉、水淀粉同玉竹汁调匀成芡汁。将植物油下锅烧热,放入猪心炒透捞出。锅内留油,开火烧热,加入葱末炸香,放入荸荠片煸透。放入猪心、芡汁,并撒入韭黄段,翻炒均匀。待熟后淋醋、香油,炒香后熄火装盘。晚餐少量食用,避免睡前过饱。

功效:养阴血,宁心神。适用于慢性心力衰竭。

肥胖

肥胖是人体脂肪过度积聚的结果。当日常进食所获得的热量远超身体消耗量时,多余的热量主要转化为脂肪,储存于各组织及皮下。一般而言,超过正常体重10%即为过重,超过20%则判定为肥胖。

肥胖的直接原因是长期热能摄入超标,治疗需长期坚持控制热能摄入并增加热能消耗,切不可急于求成。可以采取以下方法。

1.限制总热能:逐渐降低热能摄入,注意避免骤降至最低安全水平以下。

2.保证优质蛋白质摄入:低热能饮食时,蛋白质供给应充足,以优质蛋白(如蛋、瘦肉)为主,避免因摄入不足导致肌肉流失。

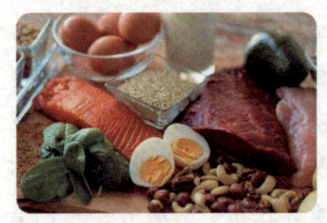

3.限制脂肪：过多摄入脂肪易导致血脂升高，增加脂肪肝、高脂血症及冠心病的风险。

4.限制精制碳水化合物：精制碳水化合物（如精制糖、白面粉）饱腹感低，易引发血糖波动并增加食欲。

5.限制食盐：食盐过多易导致水钠潴留，加重身体水肿，并可能增加高血压风险，因此建议每日摄入量为3～6克。

6.合理烹调及安排餐次：采用蒸、煮、烧、汆、烤等烹调方法，避免油煎、油炸。进食餐次通常为每天3～5次。

7.保证维生素和矿物质：多吃绿叶蔬菜、低糖水果及全谷物，必要时可在医生指导下补充复合维生素，避免因节食导致营养素缺乏。

【食谱推荐】

竹荪莲子丝瓜汤

配方：干竹荪25克，鲜莲子、嫩丝瓜、笋片各50克，盐适量。

制作与服用方法：将竹荪用冷水发好后，捞出，去两头，洗净泥沙，切成斜形块，再放入冷水中浸泡。莲子放入沸水中烫10分钟后，刷去莲衣，捞出后去心洗净；丝瓜去皮，切成菱形小片。锅中放入竹荪、莲子、丝瓜和笋片，加入适量水，煮至熟透，加盐调味即可。日常食用每周2～3次。

功效：通过增加饱腹感，改善代谢和肠道功能，为肥胖人群提供温和的饮食辅助。

中风

中风，医学上也叫脑卒中、脑血管意外，是供应脑组织的血液循环出了问题，致使脑组织受损的疾病。

中风患者饮食要清淡。有眩晕头痛、面红耳赤、口苦咽干的症状，可选择绿豆、芹菜这类食物。若痰多、便秘且舌苔厚黄腻，可以吃萝卜、丝瓜等。对于易出汗、乏力、便溏、手足肿胀、舌质淡胖的患者，适合采用人参汤、黄芪赤小豆粥、茯苓粉粥、黄芪粥等益气利水的药膳。而头晕、耳鸣、手足心热、足痿、舌质红、少苔或无苔的患者，可食用甲鱼汤、生地黄粥、枸麦饮等以养阴生津、补肾通络。

此外，中风患者必须戒烟戒酒；肝阳上亢者需严格忌辛辣动火食物，其他证型宜少量食用，避免刺激；日常饮食以低盐为宜。

【食疗推荐】

槐花茶

配方：槐花6克（干品）。

制作与服用方法：槐花放入杯中，加开水泡，加盖焖泡10~15分钟，代茶饮，可续水2~3次，当日饮完。

功效：预防中风。

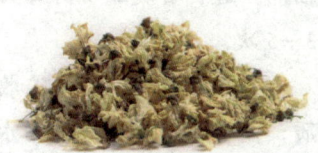

莲心茉莉花茶

配方：茉莉花茶2~3克，莲子心2克。

制作：莲子心温水泡5分钟软化，与茉莉花茶同入杯，注沸水焖泡5~8分钟，温饮即可。

功效：可预防中风。

甲状腺功能亢进症

甲状腺功能亢进症（甲亢）是甲状腺腺体分泌过多甲状腺激素（T3、T4），导致机体代谢亢进和交感神经兴奋的一种常见内分泌疾病。甲亢患者常出现甲状腺肿大，触诊时可随吞咽上下移动，还会有多食易饥、怕热多汗、心跳加快、易激动、紧张、失眠、眼球突出、睑裂加宽等症状。

从中医辨证看，火旺者选西瓜等凉性食物，阴虚者选木耳等滋阴食物，脾虚者选山药等健脾止泻食物，化痰可选含碘量低的陈皮。甲亢火旺者要忌温热香燥及发性食物，戒烟忌酒，禁用浓茶、咖啡等刺激性饮料，避免过度兴奋。

【食疗推荐】

石斛麦冬瘦肉汤

配方：石斛10克（鲜品30克），麦冬15克，太子参15克，生地10克，猪瘦肉200克，生姜2片。

制作与服用方法：瘦肉切块焯水，药材洗净；将所有材料放入砂锅，加清水1500毫升，大火烧开后转小火炖1.5小时，加盐调味。每周2~3次，连续服

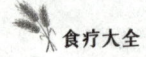

用2～4周后观察身体反应。

功效：滋阴降火、生津止渴，缓解甲亢所致的口干、潮热、心悸。

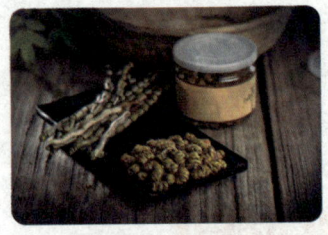

甲状腺功能减退症

甲状腺功能减退，简称"甲减"，是由于甲状腺分泌甲状腺激素功能不足引起的疾病。在中医学中，甲减多被归入"五迟""水肿"范畴。

甲减饮食需兼顾补碘与控碘：缺碘者可适量食海带、淡菜（需遵医嘱），非缺碘者（如桥本甲状腺炎）忌高碘。由于甲减患者大多伴有营养不良和贫血等症状，应多食用含铁质丰富的食品，像芝麻、木耳、鲜猪肝等。茶叶中的茶碱能兴奋心肌、加快心率，但需注意避免浓茶，以防鞣酸影响铁的吸收。

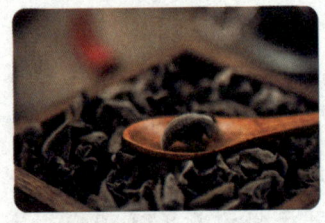

【食谱推荐】

党参牛肉汤

配方：牛肉300克，党参20克，山药200克，胡萝卜1根，生姜2片，盐少许。

制作与服用方法：牛肉焯水后与党参、生姜放入砂锅，加水炖1小时。山药、胡萝卜切块，加入山药块、胡萝卜块炖20分钟，加盐调味即可。每周可吃2～3次。

功效：健脾养胃、补气升阳，缓解甲减患者食欲差、便溏、四肢无力的症状。

痛风

痛风是由嘌呤代谢紊乱引发的疾病，典型特征是高尿酸血症并伴有痛风性关节炎。痛风性关节病最常累及第一跖趾关节，其次为足背、踝、膝、手、腕、肘等关节。痛风发病与饮食习惯紧密相关，偏好肉类等高嘌呤食物的人群更易患病。所以，痛风患者或有痛风家族史的人，饮食上要避开高嘌呤食物，比如动物内脏、鱼卵、豆类以及发酵食品。有酗酒习惯的人在患病后需严格禁酒，尤其是急性发作期应禁止饮酒。痛风发作期，多喝白开水或碱性饮料很重要，这有助于促进体内尿酸排出，降低体内尿酸水平，从而缓解关节的肿痛症状。

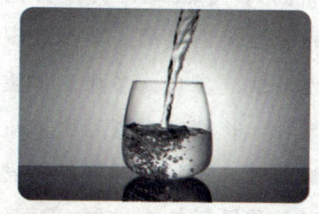

【食谱推荐】

冬瓜薏苡仁汤

配方：冬瓜200克，薏苡仁30克，姜片、葱花各适量。

制作与服用方法：薏苡仁提前浸泡2小时，与冬瓜块、姜片同煮至软烂，撒葱花。每周2～3次。

功效：冬瓜利尿，帮助排出尿酸；薏苡仁健脾祛湿，均属低嘌呤食材。

糖尿病

糖尿病是因胰岛素分泌不足或作用障碍（胰岛素抵抗），导致血糖持续升高的慢性代谢疾病。典型表现为多饮、多食、多尿、体重减轻，长期高血糖可引发心脑血管、肾脏、神经等并发症。需通过饮食控制、运动及药物（如胰岛素、降糖药等）综合管理血糖。

对于糖尿病患者而言，合理饮食至关重要。基本原则是控制总热量，平衡糖、脂肪和蛋白质的摄入，多食用富含纤维素的食物和蔬菜，饮食以清淡为宜，减少高脂高糖食物的摄入。应根据个人身体状况和营养需求，调整每日热量摄入，并定时定量用餐，以此优化代谢，缓解病情。

【食疗推荐】

清炒嫩笋

配方：嫩笋250克，酱油、植物油、盐各适量。

制作与服用方法：先把嫩笋削皮，切成方片，锅中倒入植物油，烧至八成热时放入笋片，煎炸至黄色，加酱油、盐调味即可，可作为配菜食用。

功效：嫩笋富含膳食纤维，热量低且升糖指数低，有助于延缓血糖上升。

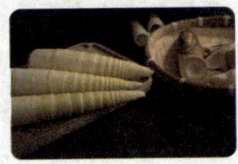

第四章 常见病的食疗应用

病毒性肝炎

病毒性肝炎,简称"肝炎",是由多种肝炎病毒引起的以肝脏炎症为主的全身性传染病,可分为甲、乙、丙、丁、戊五种类型。各类肝炎的临床表现大致相似,但传播途径和发病特征有所不同。

对于肝炎患者而言,鱼类是极具营养价值的推荐食品。与等量的其他肉类相比,鱼肉的蛋白质含量高出约20%,且易于人体消化吸收。同时,鱼的脂肪含量仅约5%,还富含钙、磷、铁等多种元素。

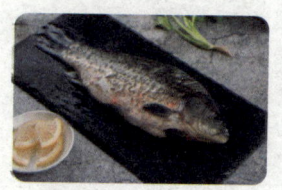

【食谱推荐】

党参干姜公鸡汤

配方:公鸡1只,党参30克,干姜10克,草果3克,陈皮、桂皮各5克,胡椒粒、盐各适量。

制作与服用方法:将公鸡去毛、去内脏,洗净后放入锅中,再放入其他材料,加入适量水,煮至鸡肉软烂即可。可佐餐食用。

功效:温中散寒,健脾理气。适用于病毒性肝炎所致的不思饮食,胃脘及腹部隐痛。

肝硬化

肝硬化是常见的慢性进行性疾病,由多种因素(如病毒性肝炎、长期酗酒、胆汁淤积、代谢异常等)引发肝脏慢性弥漫性炎症,肝实质广泛变性、坏死持续发展所致。

肝硬化患者饮食需高维生素、适量优质蛋白(如蛋清、鱼肉、豆腐),蔬菜焯软,主食选软烂粥面;限制盐的摄入量,忌腌制品。绝对禁酒及生硬食物,坚果磨粉、杂粮煮软可少量食用。蒸煮为主,少食多餐。

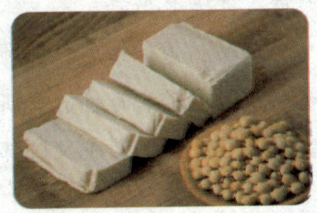

【食疗推荐】

北五味子蒸鸭蛋

配方:北五味子250克,鲜青壳鸭蛋12个,白糖10克。

制作与服用方法:将五味子入砂锅,加3碗水,浸泡1小时后,再用小火煎约1小时,剩药汁半碗,弃渣。加白糖,小火煮沸至融化,倒入容器中。鸭蛋连壳煮至半熟(蛋黄尚未凝结),然后逐个用剪刀剪一洞口,流出蛋黄,注入五味子甜汁,以两层纸封住洞口,并用黄泥将蛋糊上一层,入笼,隔水蒸1小时。每服1个,食蛋白饮药汁,每日2次,连用1个月。

功效:养脏补虚,生津解毒。适用于肝硬化。

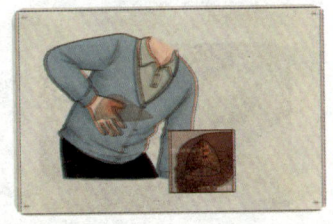

脂肪肝

一般而言，健康人的肝脏中，总脂肪量仅占肝重的4%~5%，包括磷脂、甘油三酯等成分。当肝脏因肥胖、酗酒、代谢异常等因素导致脂肪代谢障碍时，肝细胞会发生脂肪变性，使肝脏内总脂肪量超过肝重的10%，严重时可达25%以上，这种病理状态称为脂肪肝。

脂肪肝患者饮食需严控精制糖及碳水（如甜饮料），避免动物脂肪、油炸食品及加工零食；优选不饱和脂肪（如橄榄油、鱼油等）、优质蛋白（如鱼、鸡胸肉等）；多吃绿叶菜、菌菇、全谷物及低糖水果（如苹果、蓝莓等），烹饪以蒸煮为主，少食多餐，避免暴饮暴食及睡前加餐，助力肝脏代谢修复。

【食疗推荐】

绿豆制大黄蜂蜜汤

配方：绿豆100克，制大黄3克，蜂蜜20毫升。

制作及服用方法：先把绿豆洗净，放入砂锅，加适量清水浸泡30分钟。同时将制大黄洗净切片，加水煎约2分钟，取汁100毫升备用。接着将装有浸泡好的绿豆的砂锅置于火上，大火煮沸后转小火煮60分钟，直至绿豆酥烂，然后离火。最后把制大黄汁和蜂蜜倒入绿豆汤中，搅拌均匀即可。建议上、下午分开服用。

功效：清热解毒、散瘀通便、活血降脂，适用于气滞血瘀型脂肪肝。

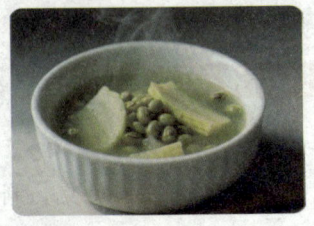

胆囊炎、胆囊结石和胆道感染

胆囊炎（尤其是胆囊结石患者）多由结石梗阻、细菌感染或浓缩胆汁以及胰液反流的化学刺激引起；胆道感染主要与细菌感染或胆道梗阻相关。患者会出现轻重不一的腹胀、上腹或右上腹不适、持续性钝痛或右肩胛区放射痛，以及胃灼热、嗳气、嗳酸等消化不良表现。此类症状虽程度不一，但易反复发作，在进食油煎或脂肪类食物后症状会加剧，嗳气后可稍减轻，餐后腹痛有时可用碱性药物缓解。

【食疗推荐】

玉米须赤小豆羹

配方：玉米须50克，赤小豆100克。

制作与服用方法：先将玉米须洗净切碎，赤小豆淘洗干净，然后一起放入沸水中。先用大火煮开，再转小火煮至赤小豆熟烂。可早、晚分食。

功效：清热化湿、利胆退黄。

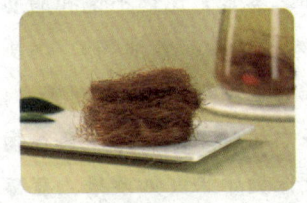

急性胃炎

急性胃炎的病因多样。

首先，化学性刺激方面，大量饮酒以及过量服用水杨酸盐类药物是致病的常见因素；其次，细菌感染和毒素，像葡萄球菌性食物中毒、猩红热、细菌性肺炎等亦会引发急性胃炎；再次，病毒感染如病毒性胃肠炎、麻疹、流感等也可能致病；最后，过敏反应也会引发急性胃炎。例如，对水生贝壳类食物过敏也会引发急性胃炎。以上病因中，在生活中最为常见的是误食被细菌及毒素污染的食物。急性胃炎的症状表现因人而异，普遍存在的有食欲减退、恶心、呕吐、上腹部疼痛或肠绞痛，部分人还伴有腹泻、畏寒、头痛和肌肉痉挛。

治疗时，首先要去除致病因素并对症治疗，患者需卧床休息，大量呕吐及腹痛剧烈者应暂时禁食。要大量饮水，因呕吐、腹泻失水过多，可饮用糖盐水，既能补充水和钠离子，又有利于毒素排出。饮食上，急性发作期暂时禁食，症状缓解后，摄入流质食物，如米汤、藕粉等，之后逐渐增加牛奶等的摄入，再过渡到清淡半流质饮食，最后用少渣软食。

【食疗推荐】

小米山药莲子粥

配方：小米50克，山药30克，莲子10克，清水500毫升。

制作与服用方法：莲子泡软，小米洗净，与莲子同煮至半熟；山药洗净去皮切丁，加入山药丁，小火煮20分钟至粥软烂。症状缓解后，每日1次，早餐或午餐时服用，连服3~5天。

功效：小米养胃，山药健脾补虚，莲子涩肠止泻，适合恢复期脾胃虚弱、大便溏软者。

慢性胃炎

慢性胃炎是胃黏膜的非特异性炎症，主要分为浅表性、萎缩性与肥厚性三种类型。其中，浅表性胃炎和萎缩性胃炎可能同时出现；部分萎缩性胃炎是由浅表性胃炎发展而来；浅表性胃炎存在治愈的可能，但也有转变为萎缩性胃炎的风险。

慢性胃炎病程较长，容易反复发作，多见于中年及以上人群。值得注意的是，不少患者并无明显症状，病况仅在胃镜检查及黏膜活检时才被发现。

在饮食治疗方面，首先要去除病因，彻底治愈急性胃炎，戒烟戒酒，避免食用损害胃黏膜的食物和药物，积极治疗口腔、鼻腔、咽喉部的慢性炎症。同时，采用少量多餐的饮食方式，避免食用刺激性食物，选择易消化的半流质饮食或少渣软饭，以此减轻胃部负担，促进胃部恢复。另外，也要补充高蛋白和维生素。

【食疗推荐】

生姜大枣方

配方：生姜5克，红枣2颗。

制作与服用方法：先将

生姜与大枣仔细洗净,生姜无须去皮,直接切成小块,接着把切好的生姜和大枣一同放入口中,充分嚼烂后咽下。每日服用3次。

功效:适用于慢性胃炎患者,对胃痛、腹胀等症状有一定的缓解作用。

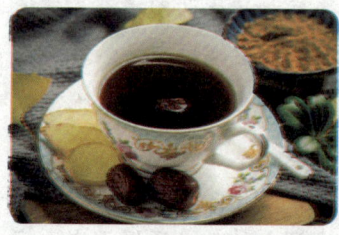

腹泻

腹泻作为一种较为常见的消化道症状,具体表现为摄入的食物尚未被完全消化吸收,便被排出体外,且排便次数增多,每天至少3次,粪便稀薄不成形,部分还可能带有脓血或黏液。腹泻可分为急性和慢性两种类型:急性腹泻发病急促,病程通常在2个月以内;慢性腹泻是指腹泻症状持续发作超过2个月或反复发作。

在应对腹泻时,重点在于预防和纠正人体内部水与电解质平衡失调的问题,同时要保证充足的营养供给,以改善身体的营养状况。此外,应尽量避免食用会产生机械性刺激或化学性刺激的食物,让肠道得到充分的休息,这有助于病情早日康复。

【食疗推荐】

山姜子末冲剂

配方:山姜子末4~6克。

制作与服用方法:将山姜子研碎,取1碗米汤或者开水，把研碎的山姜子末放入其中调匀，然后连同渣一起服下。

功效：适用于治疗腹泻。

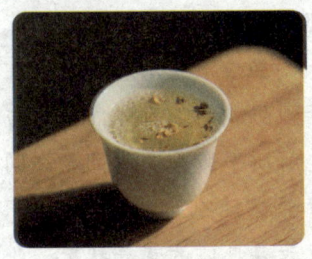

结核病

结核病是一种由结核分枝杆菌感染所导致的慢性系统性疾病。由于结核分枝杆菌侵犯的身体部位各不相同，其病名也有所区别。像感染肺部的被称为肺结核，累及胸膜的叫结核性胸膜炎，侵犯腹膜的是结核性腹膜炎，而感染肠道的则为肠结核。

【食疗推荐】

糯稻根泥鳅汤

配方：糯稻根30克，活泥鳅100克。

制作与服用方法：先将泥鳅宰杀洗净，用食用油煎至金黄色；再将糯稻根洗净后加清水两碗煮至1碗汤时，捞去糯稻根，然后放入泥鳅共煮，调味后，吃泥鳅喝汤。

功效：具有滋补养阴、止汗之功效，适用于老人病后盗汗、肺结核盗汗等。

肾脏疾病

肾脏疾病种类多样，常见的有急性肾炎、慢性肾炎、急性肾盂肾炎、慢性肾盂肾炎、肾结核、肾结石、肾脏肿瘤以及肾血管硬化等。这

第四章 常见病的食疗应用

些疾病一旦病情恶化，致使大部分肾脏组织受损，就极有可能进展为尿毒症。肾脏在人体代谢过程中扮演着关键角色，而饮食则为物质代谢提供了原料与能量。因此，当肾脏出现病变时，合理的饮食搭配对于控制病情发展和提升治疗效果至关重要。在众多肾脏疾病中，急性肾炎、慢性肾炎以及尿毒症与饮食的关联尤为紧密。

当急性肾炎患者出现水肿症状时，无盐饮食是较为合适的选择。无盐饮食需严格限制烹饪用盐及高钠加工食品（如酱菜、咸菜、咸蛋、腐乳、咸罐头等），避免额外添加食盐或含钠调味品。为了使食物口感更佳，可在烹饪中加入糖、醋进行调味，或选择糖粥、藕粉、水果等含糖食物。

对于慢性肾炎患者而言，日常饮食应遵循少盐原则。当患者出现明显水肿症状、高血压或血钠升高时，需在医生指导下短期内调整为无盐饮食，并监测血电解质水平，避免低钠血症。

【食谱推荐】

麦淀粉南瓜饼

配方：小麦淀粉50克，南瓜泥100克，白糖适量（可选）。

制作与服用方法：南瓜蒸熟压泥，与小麦淀粉混合成团，煎成小饼。日常食用。

功效：小麦淀粉几乎不含蛋白质，可减轻肾脏负担；南瓜含有碳水化合物和β-胡萝卜素。适用于慢性肾脏病3~5期的非透析患者。

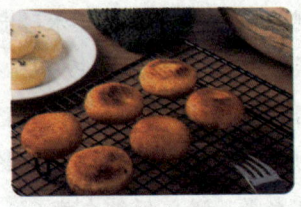

类风湿关节炎

类风湿关节炎是一种病因尚不明确的慢性全身性疾病，可累及构成关节的各种组织，像滑膜、软骨、韧带、肌腱以及骨骼等，都有可能发生病变。类风湿关节炎在中医理论体系中被归类于"痹证"，也有历节等别称。中医通过辨证，将其分为不同类型。

风热型：关节游走性疼痛，伴发热、便秘、尿赤。饮食宜清凉（如菊花茶），忌辛辣燥热食物（如辣椒、酒等）。

湿热型：关节肿痛有积液，低热胸闷，纳差。须清利湿热，多饮金银花露，忌食姜、桂皮等温燥之品。

寒湿型：关节肿痛畏寒，便溏尿清。宜温散寒湿，推荐牛、羊骨汤，姜、桂皮等温热食材。

肝肾两虚型：关节畸形疼痛，肌肉萎缩，畏寒。应滋补肝肾，宜食鸡鸭、甲鱼、骨髓、桂圆等补益品。

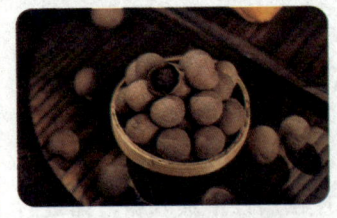

第四章 常见病的食疗应用

【食谱推荐】

薏苡仁丝瓜粥

配方：薏苡仁150克，薄荷15克，豆豉50克，丝瓜100克，糖（可选），盐适量。

制作与服用方法：将丝瓜去皮洗净后切成块；薄荷、豆豉放入锅内，加水1500毫升，煮沸后用文火煎约10分钟，去渣取汁。薏苡仁洗净后与丝瓜一同倒入锅内，注入药汁，置火上煮至薏苡仁酥烂。食时可酌加糖或盐调味。可作早晚餐服食。

功效：清热利湿，解表祛风。对缓解类风湿关节炎湿热阻痹者病痛有食疗作用。

贫血

贫血患者在外在体征上，皮肤黏膜，如口唇、指甲等部位会变得苍白，其皮肤干燥粗糙，毛发干枯发黄，指甲也可能变薄、纵裂、扁平甚至出现反甲。同时，身体易感到神疲乏力，还可能出现头晕耳鸣、记忆力减退、难以集中注意力、情绪烦躁、嗜睡以及低热等情况。在中医学领域，贫血属于"血虚""血亏""虚黄"的范畴。

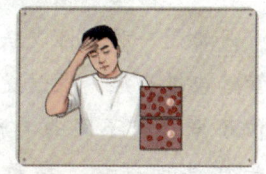

【食疗推荐】

羊骨大枣糯米粥

配方：羊胫骨1至2根，

红枣30颗,糯米100克。

制作与服用方法:洗净食材后,将羊胫骨敲碎,然后把碎羊胫骨、大枣和糯米一同放入锅中,加入适量的水,煮成粥后即可食用。建议每天食用1剂,需注意的是,在感冒发热期间不宜服用。

功效:此粥健脾养血,补肾生髓,适用于气血亏虚所致的乏力、口干等症状。

外科病症

丹毒

丹毒是一种急性皮肤淋巴管感染性炎症。根据发病部位不同,有不同的名称:发生在头面部的,被称为"抱头火丹";出现在小腿部位的,叫作"流火";而发生于胸腹部的则称为"内发丹毒"。这种病的典型特点是患病皮肤红得如同涂了丹砂,摸起来热如火灼,所以被命名为"丹毒"。

在饮食方面,患者需要少食荤腥以及刺激性食物,严格避免食用辛辣食品,同时要戒烟戒酒。日常饮食以清淡为宜,多吃瓜果、蔬菜。如果毒邪内攻,就更适合食用半流质食物。

【食谱推荐】

粳米牛肉汤白萝卜粥

配方:粳米100克,牛肉汤1500毫升,牛肚150克,白萝卜丝100克,植物油、盐各适量。

制作与服用方法:将牛肚、白萝卜切丝,和粳米、牛肉汤共入锅煮粥,油、盐调味食用。每周2~3次。

功效：主治气血不足、丹毒发热、食欲缺乏。

海蜇汤

配方：海蜇15克，姜、醋各适量。

制作与服用方法：海蜇清洗干净后切丝，煎汤，可加适量姜、醋提味。每周2~3次。

功效：对治疗丹毒起辅助食疗作用。

破伤风

破伤风是由于破伤风杆菌侵入人体伤口后引发的疾病。这种细菌产生的外毒素主要侵袭神经系统中的运动神经细胞，从而导致患者出现牙关紧闭、肌肉强直性痉挛等临床表现。在中医里，这种病被称作"破伤风"。

对于破伤风患者，若出现牙关紧闭、吞咽困难的情况，可在发作间歇期，喂食流质或半流质食物。饮食应保持清淡，选择富含水分和维生素的食物，适当饮用一些果汁，如西瓜汁、梨汁、橘汁、荸荠汁等，都是不错的选择。需要注意的是，要忌食辛辣刺激、油腻的食物以及鱼腥动风的发物。

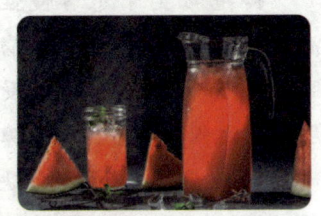

【食谱推荐】

蔬菜鸡肉泥

配方：鸡胸肉50克，胡萝卜30克，土豆30克，橄榄油、盐各适量。

制作与服用方法：鸡肉、胡萝卜、土豆分别切块，放在蒸笼内，蒸熟后搅打成泥，加少量橄榄油、盐调味。

功效：鸡肉提供易消化蛋白质，胡萝卜和土豆补充维生素和能量，适合破伤风患者补充营养。

褥疮

褥疮常见于患有慢性病且长期卧床的人群。久病卧床者因局部皮肤长期受压，加之气血亏虚、营养障碍，导致受压部位缺血缺氧、组织坏死，继发感染形成褥疮。

褥疮属于虚损性疾病，因此，通过食物摄取营养来治疗显得尤为关键。鸡肉具有滋养五脏、补虚损、健脾胃的功效，富含蛋白质、脂肪等营养成分，对于年老体弱或者久病体虚而继发褥疮的患者来说，是非常合适的食物选择。

【食谱推荐】

黄芪当归鲫鱼汤

配方：鲫鱼1条（约300克），黄芪15克，当归5克，红枣3颗，生姜3片，清水1000毫升，植物油少许，盐适量（可选）。

制作与服用方法：将鲫鱼洗净去内脏，用少量油煎至两面微黄；将黄芪、当归、红枣、生姜与煎好的鱼一起放入砂锅，加水大火煮沸后转小火炖40分钟；去药渣，加少量盐（若需限盐可省略），喝汤吃鱼肉。每周2~3次，连续1个月。

功效：促进创面修复，加速褥疮愈合；改善血液循环，缓解局部缺血；增强抵抗力，缓解长期卧床的虚弱状态。

红斑狼疮

红斑狼疮是自身免疫性疾病，分为系统性与皮肤型两种。系统性红斑狼疮不仅有皮肤损害，还常累及肾、肝、心等脏器，全身症状明显，青年女性发病率高。皮肤型以皮肤损害为主，内脏累及少，全身症状轻。典型表现为面部蝶形红斑、盘状鳞屑性皮疹或亚急性皮疹，伴光敏（日晒加重），多见于中青年女性，发病率低于系统性红斑狼疮。

患者要避免日晒，谨慎用药、注射疫苗及应对外伤和手术。饮食上多吃营养食物，忌饮酒和食用刺激性食物，水肿明显时可限盐。此外，需避免劳累，预防上呼吸道感染。

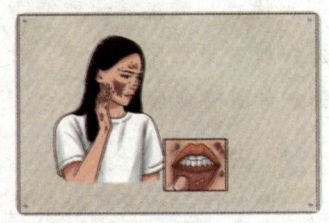

【食谱推荐】

清蒸鳕鱼

配方：鳕鱼100克，姜片、葱段、葱丝、料酒、蒸鱼豉油各适量。

制作与服用方法：鳕鱼清洗干净后，用厨房纸吸干表面水分。在鱼身两面轻轻划刀，便于入味。用姜片、葱段铺于鱼身下，淋1勺料酒，静置10分钟左右。放入蒸笼中蒸10分钟。倒掉盘中腥味较重的蒸鱼汤汁，移除葱、姜。铺上新鲜葱丝，淋2勺蒸鱼豉油调味即可。

优点：鳕鱼有优质低脂蛋白质，易消化且含硒，对保护肾脏有食疗作用。

急性阑尾炎

急性阑尾炎是外科常见急腹症之一，青壮年发病率较高。症状上，起初是上腹部或脐周疼痛，之后转移至右下腹部，还可能伴有恶心、呕吐、发热、便秘等症状，中医称其为"肠痈"。

饮食方面，发病初期适宜吃半流质或软质食物，要避免食用辛辣、油腻等刺激性及易诱发疾病的食物，可适量饮用果汁，食用西瓜、冬瓜、鲜藕等。

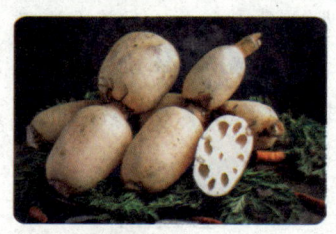

【食谱推荐】

珠玉二宝粥

配方：薏苡仁50克，山药150克，柿饼30克，白砂糖15克。

制作与服用方法：先将山药洗净，煮熟后去皮，切成小丁。另取薏苡仁洗净，用冷水浸泡约2小时，捞出沥干水分。接着把薏苡仁放入锅中，加适量水用大火煮开，转小火慢煮至呈粥状，再放入山药丁、柿饼块和少许白糖,继续煮至食材熟透即可。

功效:补肺利湿,清热排脓。

急性乳腺炎

急性乳腺炎是乳房的急性化脓性炎症,中医称"乳痈",常见于产后哺乳期妇女。病因是乳汁淤积和细菌入侵。炎症期间饮食宜清淡,忌辛辣鱼腥。

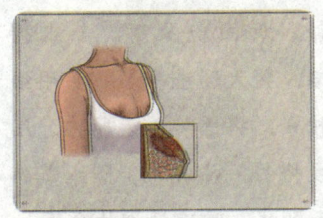

【食谱推荐】

络果通乳汤

配方:丝瓜络15克,无花果2颗,蜂蜜5毫升,清水600毫升。

制作与服用方法:丝瓜络、无花果加水煮20分钟,去渣取汁,晾至40℃后加蜂蜜(退烧体温正常后可加)。每日1剂,分2次喝,连喝3~5天至乳汁通畅。

功效:丝瓜络含木聚糖等成分,能软化乳腺管内淤积物,无花果蛋白酶可分解乳汁中的酪蛋白颗粒,降低堵奶风险。

痔(内痔、外痔、混合痔)

痔是直肠末端和肛管皮下静脉丛扩张曲张形成的静脉团,常见于成年人。按部位分内痔、外痔和混合痔。

痔疮发病与多种因素相关,如长期久坐、便秘、妊娠、饮食辛辣或饮酒等。患者需注意饮食卫生,避免暴饮暴食,少吃或不吃辛辣食物,多吃蔬果,多喝水。高纤维蔬菜,像芹菜、菠菜等,能促进肠蠕动,适合习惯性便秘者。为保持大便通畅,可多吃香蕉、火龙果等润肠通便的水果,忌烟酒、辛辣食物等。

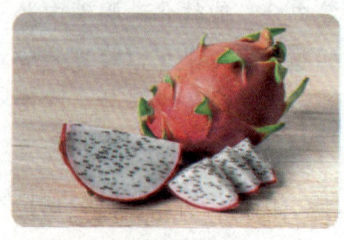

【食谱推荐】

槐花炖猪肉

配方:猪瘦肉100克,槐花50克,葱、姜、盐各适量。

制作与服用方法:猪肉切片,将猪肉片放入砂锅后,再加槐花、葱、姜及水适量,炖至肉烂,加盐略煮即可。佐餐食用。

功效:适用于痔疮患者的辅助调养。

马齿苋蒸大肠

配方:马齿苋120克,猪大肠1段,葱末、姜末、面粉、盐各适量。

制作与服用方法:马齿苋去根切碎,加盐腌几分钟,加面粉及葱、姜末拌馅。猪大肠洗净,一头用线扎紧。将馅装入大肠内,用线将另一头扎紧,隔水蒸熟后即成。晾凉后切片食用。

功效:适用于痔疮患者的辅助调养。

肛裂

肛裂指肛管皮肤全层裂伤后形成的慢性溃疡，多由慢性便秘者排便时粪便干硬、用力过猛致肛管裂伤，进而继发感染形成；也可由肛窦炎蔓延，皮下脓肿破溃而成。因肛管括约肌痉挛和粪便摩擦，溃疡面很难愈合。

肛裂患者需养成每天按时排便的习惯，使用柔软便纸，防止加重损伤或感染。饮食上保证充足水分，忌食辛辣刺激性食物，还要戒烟酒。此外，应多吃蔬菜水果，尤其是香蕉，有润肠通便的作用。

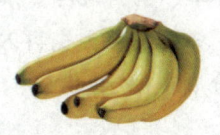

【食谱推荐】

亚麻籽蜂蜜水

配方：亚麻籽粉10克，温水200毫升，蜂蜜5毫升（可选）。

制作与服用方法：亚麻籽粉用温水冲泡，加蜂蜜调味。

功效：亚麻籽富含ω-3和黏液质，形成肠道保护膜，对肛裂病症的恢复有辅助食疗作用。

妇产科病症

痛经

妇女在月经前后或经期，若出现严重下腹胀痛及其他腹部不适，影响日常生活或工作，这种情况被称为痛经，又称"经行腹痛"。月经初潮后就开始痛经的是原发性痛经；由生殖器器质性病变引起的则是继发性痛经。痛经多在月经第一天或第二天发作，症状表现为下腹阵发性胀痛或刺痛，疼痛有时会放射至肛门和腰部，导致肛门坠痛、腰痛或腰骶部疼痛。严重时还会伴有恶心、呕吐、手足湿冷、面色苍白，甚至昏厥的情况，部分患者在排出血块或内膜状物后，疼痛才会逐渐缓解。原发性痛经患者经前要避免吃生冷食物，注意保暖，以促进气血流通，预防痛经。

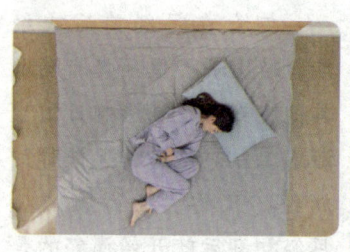

【食谱推荐】

生姜红枣汤

配方：生姜5片，红枣10颗，红糖适量。

制作与服用方法：煎汤代茶饮。每日1剂，连服3~4剂，行经前开始服用。

功效：益气、补血、调经。主治气血虚弱型痛经。

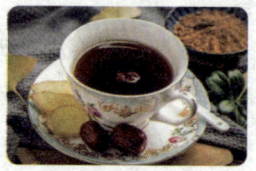

益母草煮鸡蛋

配方：益母草30克，鸡蛋2个。

制作与服用方法：将益母草、鸡蛋洗净，加水同煮，鸡蛋熟后去壳再入锅煮20分钟，吃蛋饮汤。每日1剂。

功效：滋阴养血，活血调经。用治气滞血瘀性痛经。

盆腔炎

盆腔炎是指子宫、输卵管、卵巢、盆腔结缔组织或盆腔腹膜等女性内生殖器及周围组织发生的炎症。炎症可局限于某一部位或累及多个部位，均称为盆腔炎。当炎症仅局限于输卵管和卵巢时，通常称为附件炎。

盆腔炎患者在饮食上需注重营养补充。发热时，适合吃清淡易消化的食物；高热伤阴的患者可饮用梨汁、苹果汁、西瓜汁等；湿热体质者要避免煎烤、油腻、辛辣的食物；寒凝气滞者可食用生姜、桂圆等温热性食物；肾虚者则应多吃肉、蛋等富含营养的食物，来增强补益效果。

【食谱推荐】

肉桂粳米粥

配方：肉桂粉3~5克，粳米100克，红糖适量。

制作与服用方法：取粳米100克洗净浸泡20分钟，入锅加800~1000毫升清水，大火煮沸后转小火煮至米烂，加入3~5克肉桂粉，继续煮5~8分钟，可加适量红糖调味，搅匀后焖5分钟即可。

功效：温经散寒，利水消肿，止痛。用治寒湿瘀结型慢性盆腔炎。

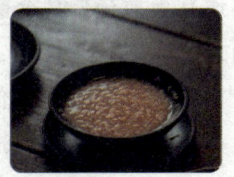

儿科病症

麻疹

麻疹是儿科常见的呼吸道传染病,冬春季多发,1~7岁小儿易感且传染性强。症状包括发热、咳嗽、眼结膜充血等,口腔黏膜有麻疹黏膜斑,全身会由上到下顺序出疹,愈后留色素沉着斑,患病一次可终身免疫。接种麻疹疫苗后,发病率大幅降低。

疹前期:治疗以辛凉宣透为主,服药后需适当保暖助疹透发,忌用退烧药及冷敷,室温适中且避风,可饮芫荽或豆类煎汤,忌食酸味食物。

出疹期:疹未出齐仍以透达为主,出齐后侧重清热解毒。发热是正常现象,低热不必急于退热,体温过高可用温湿毛巾等物理降温,同时保暖,饮食清淡,多饮鲜藕等煎汤。

疹回期:疹渐消退,治疗以养阴扶正为主。注意防寒,避免生冷油腻食物,选择营养易消化的饮食,防止"食复"。若出现皮肤瘙痒,要做好清洁,避免抓挠和过早洗澡,以防感染。

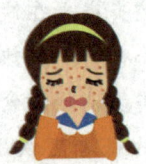

【食谱推荐】

荸荠芦根鲜茅根汤

配方:鲜荸荠10枚,鲜芦根、鲜茅根各30克。

制作与服用方法:将荸荠切片,芦根、茅根切段,加适量的水,煎煮取滤液。将滤液晾凉,代茶,令患儿频频饮用。

功效:适用于小儿麻疹的初热期、出疹期。

水痘

水痘是一种由水痘—带状疱疹病毒引起的急性传染病,全年均可发病,冬春季节相对多发。各年龄段人群都有可能患病,其中1~6岁的小儿发病率最高。水痘的临床特征表现为发热,同时皮肤和黏膜会分批出现斑疹、丘疹、疱疹以及结痂。由于疱疹内含有像水疱状的清澈液体,因此被称为"水痘"。

水痘患者在饮食上,应选择流质或半流质的易消化、清淡且偏凉性的食物,避免食用荤腥发物。若患者发热,体温较高,需卧床休息,并保证充足的水分摄入。可以将胡萝卜、荸荠、竹叶或芦根、野菊花煎水当茶饮,起到清热生津的作用;也可用金银花、甘草煎水服用,有助于减轻症状,预防并发症。

【食谱推荐】

三豆甘草汤

配方:绿豆、红豆、黑豆各17克,甘草10克。

制作与服用方法:用绿豆、红豆、黑豆,再加甘草同煮。内服。

功效:对夏天肠胃热重,易生疮疖,或因中暑神志不清、消化失常，或小儿皮肤疮疖、水痘等有效。

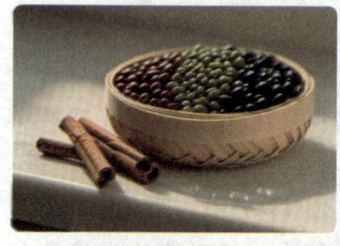

猩红热

猩红热，又称丹痧、烂喉痧、疫疹，是由A组溶血性链球菌引发的急性呼吸道传染病，通过空气飞沫传播。症状有发热、咽喉肿痛等，以及全身弥漫性红色皮疹。发热患儿需卧床休息，多补充水分，食用营养丰富、易消化的流质或半流质食物，避免辛辣煎炸食物，食物以偏凉为宜，恢复期可增加蔬菜、乳品的摄入。

【食谱推荐】

绿豆薄荷粥

配方：绿豆50克，大米50克，鲜薄荷叶5克。

制作与服用方法：绿豆、大米煮至开花，加入薄荷叶焖2分钟。成人一周喝2~3次，每次一碗最佳。

功效：清热解毒，帮助退烧。

百日咳

百日咳，又叫"顿咳"，是小儿常见的急性呼吸道传染病，由百日咳鲍特杆菌引起。初期类似感冒，之后出现阵发性痉咳和特殊吸气性吼声，无并发症时预后良好。主要通过飞沫传播，饮食要营养易消化，少量多餐，避免刺激性及温度不适的食物,咳嗽剧烈时暂停进食。恢复期可饮用萝卜汁、荸荠汁,或吃川贝蒸梨来养阴生津、润肺止咳。

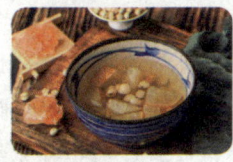

【食谱推荐】

白萝卜饮

配方:白萝卜200克。

制作与服用方法:将白萝卜切丝榨汁,隔水蒸10分钟。每次饮20毫升,每日3次。

功效:化痰平喘。

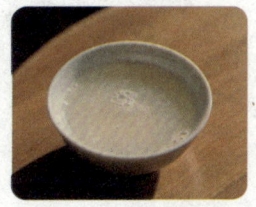

婴幼儿腹泻

婴幼儿腹泻,也叫婴幼儿消化不良,在夏季较为高发,主要影响2岁以下的婴幼儿。发病较急,主要症状是腹泻。轻症患儿每天排便数次到十几次,偶尔会呕吐,但精神状态较好。重症患儿每天排便约20次,甚至超过40次,常伴有脱水、发热、呕吐和精神萎靡等中毒症状。

预防婴幼儿腹泻,建议母乳喂养,定时定量喂奶,并逐步添加辅食。注意饮食卫生,保证食物新鲜、清洁、清淡,避免孩子过饱或饥饿,培养良好饮食习惯,不吃零食,不偏食。脾胃虚弱的患儿可多吃薏苡仁、山药等健脾食物。腹泻患儿要多喝水,最好饮用口服补液盐。

【食谱推荐】

熟苹果泥

配方:苹果半个。

制作与服用方法:苹果去皮后,放在蒸笼上蒸熟后压成泥,晾至温热喂服。

功效:熟苹果含果胶可吸附毒素,鞣酸收敛肠道。

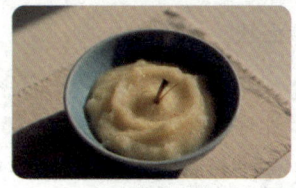

小儿营养不良

营养不良是多种营养素缺乏的综合表现,在儿科中,以蛋白质和热能缺乏引发的营养不良较为常见。调整患儿饮食结构,提供充足的优质蛋白质和热能,按照逐渐增加、维持、巩固的步骤,使营养状况恢复正常。若患儿伴有水肿,需适当限制盐的摄入。

婴儿阶段的饮食应以乳类为主,并及时添加辅食。同时,可通过药物补充维生素A、维生素B、维生素C以及铁、钙等营养素。

小儿饮食可选择稠粥、面条,同时搭配适量的蛋、豆腐、乳类、豆浆等,再加上少量肉类和蔬菜,须烹制得细软熟透。植物油比较适合小儿,可适量使用。

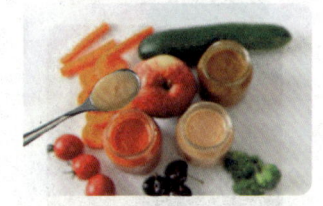

【食谱推荐】

花生补浆

配方：熟花生、熟甜杏仁、熟黄豆各15克。

制作与服用方法：三种食材混合后，用研磨机打成细粉（过筛去除颗粒）。食用时取2~3勺粉，加温水或热牛奶调成糊状，或拌入温热的米粥、米糊中搅匀食用。

功效：补益脾胃，滋养补虚，润肺化痰。适用于脾胃血虚所致的久咳肺燥、消化不良、消瘦乏力。病后食用效果尤佳。

眼科病症

急性结膜炎

急性结膜炎，中医称"暴风客热""天行赤眼"，俗称红眼病，主要症状为眼红肿、分泌物增多和流泪。患者饮食应清淡，多吃新鲜蔬菜和水果。体内热重者，要保持大便通畅，以利泻火。避免食用葱、韭、蒜、牛肉、酒、姜、胡椒等辛辣刺激性食物，防止加重病情。

【食谱推荐】

凉拌苦瓜

配方：苦瓜150克，蒜末少许，香油3毫升，盐适量。

制作与服用方法：苦瓜去瓤切片，用盐水浸泡后焯水，加蒜末、香油、盐拌匀。每日1次，连续食用3~5天，症状缓解后停食。脾胃虚寒者宜少量食用。

功效：清热解毒，对急性结膜炎康复有辅助食疗作用。

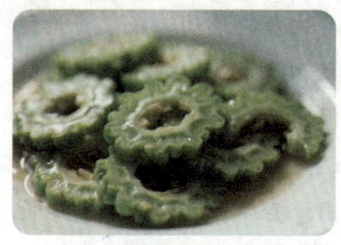

泪囊炎

泪囊炎常见症状是迎风流泪，内眦部红肿隆起，化脓后按压有脓液从泪点流出，中医称其为"漏睛"。患者需避免食用葱、蒜、姜、辣椒、酒等刺激性食物及腥膻发物，以免助热生火。

【食谱推荐】

枸杞叶猪肝汤

配方：鲜猪肝200克，枸杞叶200克，生姜3片，淀粉1小勺，料酒1勺，盐、胡椒粉、香油各适量。

制作与服用方法：鲜猪肝切薄片泡水去血水，加料酒、淀粉腌制10分钟；锅中加水煮沸，放姜片，下鲜猪肝小火煮至变色，加枸杞叶煮1分钟，加盐、胡椒粉调味，最后滴香油即可。急性发作期禁止食用，以免加重病情；每周1次，连续不超过4周，症状改善后即停。

功效：枸杞叶清肝明目，鲜猪肝富含维生素A，促进黏膜修复。

青光眼

青光眼是一种极为严重的致盲性眼病，主要病理特征为眼压升高。患病后，患者会感到眼球胀痛难忍,甚至伴有眼球欲脱出感,同时伴有剧烈头痛,疼痛还可能波及眼眶、鼻颊等部位。看灯光时,周围会出现彩色光环,即虹视现象;还常伴有恶心呕吐,视力也会急剧下降,严重时甚至失去光感。

对于青光眼患者而言,饮食上需注重清淡,选择易消化且富含营养的食物,可多食用新鲜蔬菜、豆制品以及水果。要避免摄入辛辣食物,远离烟、浓茶和咖啡,不食用刺激性强烈的调味品,因为这些都可能导致眼压升高。此外,应适当控制饮料的摄入量,保持大便通畅。若出现大便秘结的情况,需及时服用通便泻火的药物。这是因为便秘的人排便时,常有眼压增高的现象。

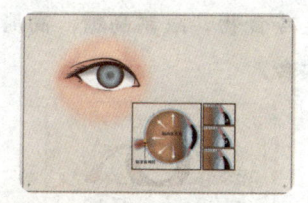

【食谱推荐】

红豆金针菜饮

配方:红豆30克,金针菜适量,蜂蜜80毫升。

制作与服用方法:红豆、金针菜水煮至烂,加蜂蜜调味。分2次服用。

功效:对青光眼有辅助食疗作用。

白内障

由于透明晶状体变得混浊,进而影响视力的疾病,被称为白内障。

白内障患者在饮食方

面需有所禁忌。应避免食用辛辣食物，戒烟戒酒，不吃生冷食物，限制高糖、高脂饮食。

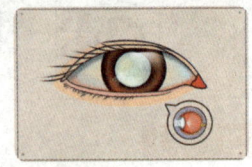

【食谱推荐】

菠菜猪肝汤

配方：鲜猪肝100克，菠菜150克，姜片、料酒少许。

制作与服用方法：鲜猪肝切片，用料酒腌10分钟，焯水后与姜片煮汤，菠菜焯水后切碎，放入汤中煮1分钟，加盐调味。建议每周1~2次，不宜过量。

功效：鲜猪肝富含维生素A和铁，菠菜补肝血，适合气血两虚型白内障。

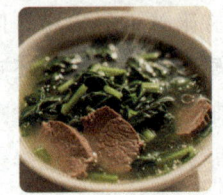

视网膜炎

视网膜炎多由病毒、自身免疫或寄生虫引发，急性期属中医"火疳""暴盲"。

对于视网膜炎患者，需要戒烟戒酒，避免食用辛辣和腥膻的食物。日常饮食以清淡为宜，可多吃蔬菜、水果。患病期间，建议卧床休息，以促进恢复。

【食谱推荐】

酱醋羊肝

配方：羊肝300克，淀粉、食用油、酱油、醋、料酒、姜各适量。

制作与服用方法：羊肝切片，清水浸泡去血水，沥干后加淀粉、料酒抓匀腌10分钟。热油爆香姜、蒜，放入羊肝大火快速翻炒至变色，加酱油、醋调味，翻炒均匀即可出锅。作为正餐菜肴，每周食用1~2次为宜。

功效：此菜可为中心性视网膜炎、视神经萎缩者常吃。

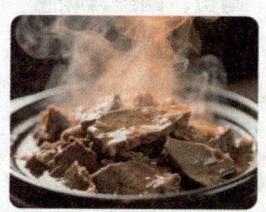

耳鼻喉科病症

鼻炎

鼻炎的病理特征是鼻黏膜弥漫性充血与对称性肿胀，主要症状为鼻塞、鼻分泌物增多。鼻炎患者应食清淡且易消化的食物，避免油腻、辛辣或黏腻食物。

【食谱推荐】

丝瓜藤煮猪肉

配方：丝瓜藤（鲜品）150克（或干品50克），猪瘦肉200克，姜片少许，盐适量。

制作与服用方法：将丝瓜藤洗净，猪瘦肉切片或切块。锅中加水烧开，放入丝瓜藤、姜片和猪肉，大火煮沸后转小火煮20~30分钟。煮至食材熟软，加盐调味即可。饮汤吃肉，每日1次，5天为1个疗程，连用1~3个疗程。

功效：对缓解萎缩性鼻

炎有食疗作用。

中耳炎

急性化脓性中耳炎多由肺炎链球菌、流感嗜血杆菌感染引起，表现为耳痛、流脓、听力下降，延误治疗可转为慢性中耳炎。中医学中，本病有"脓耳"等多种称谓。患者饮食应清淡易消化，可选择西瓜、黄瓜等；忌吃辛辣食物以及葱、姜、蒜、牛肉等腥膻发物，以防热毒入耳损伤鼓膜。

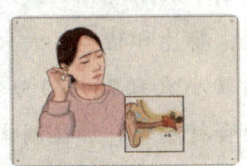

【食谱推荐】

金银花绿豆汤

配方：金银花10克，绿豆50克，生甘草5克，冬瓜100克。

制作与服用方法：绿豆浸泡2小时，加水煮至开花；加入金银花包、生甘草、冬瓜煮15分钟；弃金银花包，饮汤食豆。每日1剂，连用3日。

功效：清热解毒，抑制炎症；利湿消肿，缓解胀痛。

咽炎、咽部异物感

咽炎及有咽部异物感的患者，常自觉咽部干燥、灼热、梗阻，吞咽时疼痛，或感觉咽部有黏液附着，或感觉有异物如梅核梗阻在喉，吞不下、咳不出，却不影响正常饮食。中医将此病归为"喉痹""梅核气"范畴。患者须忌烟酒，吸烟会刺激咽喉，增加黏液分泌，加重症状；饮酒后乙醇蒸发会带走喉部水分，使咽喉更干燥。辛辣刺激性食物，如葱、姜、蒜等也应忌食，以防病情加重。同时避免食用过冷或过热的食物，防止刺激咽喉，还要避免吸入粉尘、烟雾等有害气体。平时可多吃西瓜等能滋润生津的瓜果。

【食谱推荐】

雪梨炖豆根

配方：雪梨1个，山豆根粉6克，鲜橄榄60克，酸梅10克。

制作与服用方法：将雪梨去皮，切片，放入锅中，加水200毫升，煎至100毫升。趁热放入豆根粉、白糖适量，分3次服用。

功效：主治急性风热性咽炎、急性咽炎。

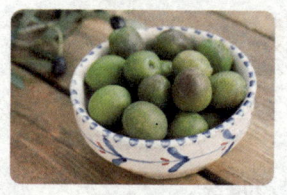

扁桃体炎

急性扁桃体炎是一种起病急骤的上呼吸道感染性疾病，患者会迅速出现畏寒发热、全身不适、头痛、腰背酸痛、吞咽疼痛（有时疼痛可放射至耳部）等症状。其病理变化为扁桃体组织充血，白细胞浸润，滤泡增生，陷窝上皮脱落并产生脓液。患者应卧床休息，多喝水，选择营养丰富且易消化的半流质食物。忌烟酒，不吃葱、姜、蒜等辛辣香燥食物,以及炒货、香糕等油炸煎炒食品。

【食谱推荐】

橄榄萝卜茶

配方:橄榄250克,萝卜500克。

制作与服用方法:橄榄、萝卜洗净后沥干水分,萝卜切块。将橄榄、萝卜块放入锅中加水煮,可代茶饮。每日1次,连续饮用3~5天。

功效:对急性扁桃体炎初期(轻微红肿、咽干、咽痛)有一定辅助缓解效果,尤其适用于风热型扁桃体炎患者。

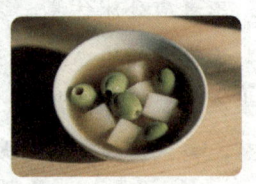

川贝母鸭汤

配方:川贝10克,母鸭胸脯肉120克,盐适量。

制作与服用方法:将鸭肉清炖至八成熟时,入川贝,盐少许,再炖至熟,饮汤食肉,每日1次。

功效:适用于燥咳无痰,咽喉不适的扁桃体炎。

口腔疾病

牙周病

牙周病是一种会破坏牙龈、牙周膜、牙槽骨等牙齿支持组织的慢性疾病,只要这些组织中有一个或多个患病,都属于牙周病的范畴。其症状表现为牙龈发炎、水肿、牙周袋形成、牙槽骨被吸收、牙齿松动、咀嚼功能下降,严重时牙齿会脱落。

牙周病患者进食时应充分咀嚼，尤其要经常吃粗纤维食品，这样能刺激唾液分泌，冲刷牙齿上的污垢，还能起到按摩作用，增强牙周组织的抵抗力。如果食物过于精细松软，无须充分咀嚼，既不利于牙齿自洁，也无法对牙体和牙周组织产生生理刺激。此外，要养成双侧咀嚼的习惯。在饮食方面，少吃油炸、油煎、辛辣刺激性食物及海鲜，多吃富含蛋白质的食物，如豆制品、鸡蛋、牛奶等，还要保持大便通畅，避免过度劳累和睡眠不足。

【食谱推荐】

彩椒菠菜鸡蛋饼

配方：彩椒50克，菠菜30克，鸡蛋2个，全麦面粉2勺，盐少许。

制作与服用方法：彩椒切丝，菠菜焯水切碎，与鸡蛋、面粉混合，加少量水调成面糊。平底锅刷薄油，小火煎至两面金黄即可。每周3~5次。

功效：彩椒富含维生素C，菠菜补充叶酸和膳食纤维，鸡蛋提供优质蛋白质，帮助牙龈修复，膳食纤维促进唾液分泌，清洁口腔。

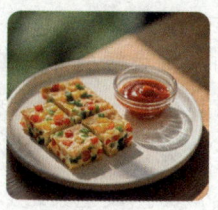

龋齿

龋病是在内外环境因素影响下，在细菌参与作用下，牙齿硬组织逐渐遭到破坏和解体的疾病。其本质上是牙齿硬组织中的无机物脱矿、有机物分解，进而导致牙体组织缺损的慢性病症。浅龋通常没有明显的自觉症状，多在口腔检查时被发现。龋齿对冷、热、甜、酸等刺激较为敏感，但刺激消失后，症状也随之消失。深龋对这些刺激会有明显疼痛感，若食物嵌入龋洞，还会因压迫产生较剧烈的疼痛。

对于齿病患者，在饮食上有以下建议：多食粗粮，少食糖类，增加营养，多食含氟食品。氟元素进入牙齿组织后，可增强牙釉质（即牙冠最外层的珐琅质）的抗酸能力，从而起到预防龋齿的作用。常见的含氟食物包括茶叶（尤其是绿茶）、海产品（如鳕鱼、海带）、牛奶及乳制品。此外，使用含氟牙膏刷牙是预防龋齿更直接的方式。

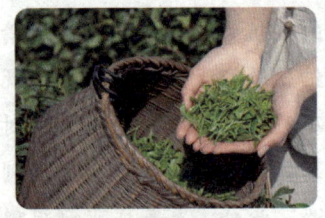

【食谱推荐】

熟地黑豆粥

配方：熟地15克，黑豆30克，粳米100克，红糖少许。

制作与服用方法：熟地煎汁去渣，黑豆提前浸泡2小时，与粳米同入药汁煮粥，煮熟后可加少许红糖调味。每周2~3次，连续服用2~4周为一个调理周期。

功效：适用于肾阴不足导致的牙齿松动、牙痛反复发作。

口腔黏膜疾病

口腔黏膜疾病不仅会在口腔黏膜处出现病变，还可能引发身体其他部位的反应，反应程度有明显和不明显之分。同时，全身性疾病或身体其他部位的病变，也能在口腔黏膜上有所体现，导致口腔黏膜出现相应病变。中医认为，口、唇、齿、舌与体内脏腑经络联系紧密。比如，脾经气通于口，表现在唇上；心经气通于舌；肾与牙齿相关；胃和大肠的经络连于牙龈。所以，当口腔黏膜患病时，需要考虑与之相关的脏腑经络因素。饮食建议如下。

1.高蛋白饮食：注重饮食均衡，多摄入各类动物肝脏、乳类、蛋类、鱼类以及豆制品，补充足够的蛋白质，提升抗病能力，降低患病概率。

2.供给丰富的维生素：增加B族维生素、维生素A、维生素C、维生素E的摄入量。可多吃番茄、萝卜、绿叶蔬菜以及西瓜、柑橘等水果。

3.补充微量元素：适当食用富含硒、锌、铁等微量元素的食物。

4.其他：避免食用虾、蟹等易引发过敏反应的食物，不宜过多摄入葡萄糖、果糖等单糖。减少腌制、熏烤、油炸及爆炒食物的食用，忌食香料、酒类和辛辣食物。

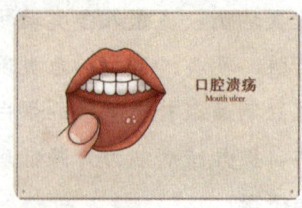

【食谱推荐】

茯苓荷叶粥

配方：茯苓30克，荷叶1张（干品15克），粳米100克，陈皮5克。

制作与服用方法：将荷叶、陈皮煎水去渣，加茯苓、粳米煮粥。每周3~4次，连续2~3周（症状缓解后减少频率）；症状较轻者，每周2~3次，长期坚持（需观察身体反应）。

功效：湿热型口腔溃疡、灼痛，伴胃胀纳呆。

皮肤科病症

荨麻疹

荨麻疹是一种皮肤突然出现的风团样损害，并伴有剧烈瘙痒的疾病。其皮损消退迅速，且消退后不留痕迹，但易反复发作。该病的发病原因多样，如对食物（鱼、虾等）、药品、生物制品等过敏，或吸入花粉、灰尘，以及胃肠道功能障碍、寄生虫感染、内分泌失调、精神紧张，还有外界的物理、化学刺激等，都可能引发荨麻疹。很多人患荨麻疹是因为食用了鱼、虾、蟹、牛奶、蛋类等食物。对于这类由食物过敏引发荨麻疹的患者，必须禁食相关过敏食物。若对鱼类过敏，不仅不能吃鱼肉，鱼类制品也需避免。出现荨麻疹时，需回忆发病前食用的食物及接触的物质，若能确定过敏原，避免再次食用或接触，可有效预防荨麻疹发作。

【食谱推荐】

冬瓜皮煎水

配方：冬瓜皮适量。

制作与服用方法：将冬瓜皮洗净切块，然后放在锅中煮，当茶饮。

功效：对预防荨麻疹有食疗作用。

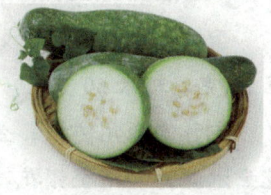

湿疹

湿疹是常见的炎性皮肤病，皮疹多对称且呈多形性（如红斑、丘疹、水疱、渗出等），自觉瘙痒，易反复，消退后无永久性痕迹。其发病原因复杂，部分患者因食物过敏引发，尤其是蛋白质类食物。食用鱼虾等高蛋白腥发食物及辛辣刺激性食物易加重病情。急性湿疹患者饮食宜清淡，忌茶、酒和辛辣食物；慢性湿疹患者也要避免能引发急性发作的食物。

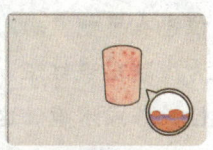

【食谱推荐】

桑葚百合粥

配方：桑葚15克，百合20克，粳米100克，黑芝麻

10克。

制作与服用方法:桑葚、百合洗净,与粳米同煮,粥成后加入黑芝麻碎,煮5分钟即可。

功效:老年湿疹、秋冬季节皮肤干燥瘙痒者,或长期反复搔抓导致皮肤增厚者。

带状疱疹

带状疱疹是由水痘-带状疱疹病毒引起的,常出现在腰肋部位,头面部或其他部位也有可能发病。症状表现为皮肤出现红斑,以及群集性丘疹或水疱,这些小水疱会沿着相应的皮肤感觉神经的分布区域生长。在躯干或四肢的皮损通常呈带状分布,同时局部会有剧烈疼痛。中医将其称为"缠腰火丹"。带状疱疹痊愈后,因具有持久的免疫力,一般不会再发。

带状疱疹患者饮食应保持清淡,多摄入水果和蔬菜。避免食用辛辣食物,以及鱼虾、牛肉等动风发物,还有肥甘厚味的腥发食品。建议多吃西瓜、冬瓜等具有清热解毒功效的食物,同时也可以经常喝绿豆汤、薏苡仁粥来清热利湿。

【食谱推荐】

金银花绿豆粥

配方:金银花10克,绿豆30克,粳米50克。

制作与服用方法:金银花煮水滤汁,用金银花滤汁与绿豆、粳米煮粥。

功效:金银花抗病毒,

绿豆清热解毒,适合疱疹初期红肿热痛时食用。

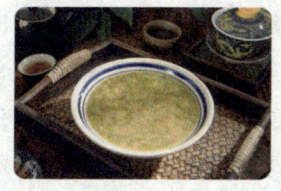

神经性皮炎

神经性皮炎是一种慢性非感染性皮肤病,特征为阵发性剧痒和皮肤苔藓样变。依病变范围可分为泛发型和局限型。病程常漫长难愈且易复发,部分患者还会出现烦躁、失眠、头晕等症状,中西医结合治疗效果较好。其病因尚未完全明确,一般认为与大脑皮层兴奋和抑制功能失调有关。

防治方面,各种局部刺激会加重病情,患者要避免精神紧张和过度疲劳,戒烟戒酒,不吃辛辣食物,不喝浓茶、咖啡。病损部位不能暴晒和用力搔抓。局部可涂抹皮质类固醇乳剂和止痒剂,必要时可服用小剂量镇静剂。

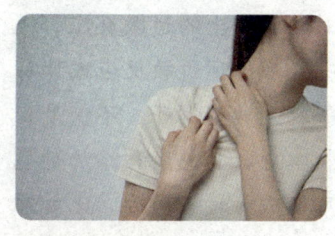

【食谱推荐】

粳米油菜粥

配方:粳米100克,油菜50克。

制作与服用方法:将粳米入砂锅内,加水1000毫升煮粥,快熟时加入切碎的鲜油菜及水600毫升,再同煮成菜粥。每日1次,作为早餐或晚餐，连服5~7天为1个周期。

功效：主治血虚风燥型神经性皮炎。

食物过敏

食物过敏，本质是人体对食物产生的过敏反应，像吃虾后出现过敏反应或荨麻疹就是典型例子。不仅是食物本身，其色素和添加剂也可能成为过敏诱因，比如常见的柠檬黄（酒石黄）。牛奶、鸡蛋等都是常见的致敏食物。经过充分加工（如煮熟、烘焙）的食物较生食更不易引发过敏。

过敏症状多样，除了异位性皮炎、荨麻疹等表现在皮肤上的症状，还可能引发全身过敏、哮喘、过敏性鼻炎等，以及恶心、呕吐、腹泻等胃肠道不适。饮食营养治疗在食物过敏应对中十分关键。首要任务是精准找出致敏食物，并坚决避免食用，同时还要规避可能产生交叉过敏的同类食物，以此来消除过敏症状，恢复胃肠道正常功能。而对于存在营养吸收障碍的过敏患者，可通过肠内补充配方饮食来获取维生素、锌等必需营养；若患者无法耐受进食且胃肠道症状严重，则需采用肠外营养支持。

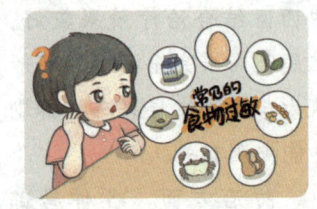

皮炎

临床上，湿疹属于皮

炎的一部分，但并非所有皮炎都是湿疹，像常见的湿疹、特应性皮炎以及脂溢性皮炎等，都涵盖在皮炎的范畴内。

针对皮炎患者的饮食营养治疗，需遵循个体化原则。首先要详细了解患者病史，必要时做过敏原试验，明确并规避过敏食物。其次，皮炎患者饮食应清淡且营养均衡，多吃蔬果，少吃海产品和辛辣食物，保证每日合理的热量、蛋白质和脂肪摄入。另外，脂溢性皮炎患者尤其要避免高脂肪、高碳水化合物的饮食。对于先天性过敏性皮炎的婴幼儿，要积极查找并避免食用过敏食物，随着年龄增长，过敏现象会逐渐缓解。

【食谱推荐】

绿豆薏苡米汤

配方：绿豆60克，生薏苡米30克，莲子10克，冰糖适量（可选）。

制作与服用方法：薏米、莲子泡2小时。锅中加水，先煮薏米、莲子20分钟，加绿豆再煮15~20分钟至软烂，加冰糖调味即可，冷藏后口感更佳。1日2次，连服3~5天。

功效：适用于慢性湿疹、神经性皮炎，皮损以干燥、脱屑、苔藓样变为主，伴随脾胃虚弱（食欲差、大便溏稀）、失眠者。

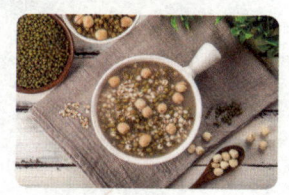

糙皮病

糙皮病，医学上也叫烟酸（维生素B_{33}）缺乏症或癞皮病，发病主因是体内缺乏烟酸。在一些以玉米和高粱作为主食的地区，糙皮病较为常见。若想通过饮食辅助治疗糙皮病，可多摄入富含高蛋白和烟酸的食物，同时补充维生素C。此外，日常要注意避免阳光暴晒，需严格戒酒，因为酒精会抑制烟酸吸收，戒酒有助于病情的改善。

【食谱推荐】

香菇蒸鸡胸

配方：鸡胸肉100克，鲜香菇3朵，生抽适量

制作与服用方法：鸡肉洗净后切片，鲜香菇切成薄片。鸡肉与香菇蒸15分钟，淋少许生抽。

功效：鸡胸肉的烟酸含量高，有助于糙皮病的康复。

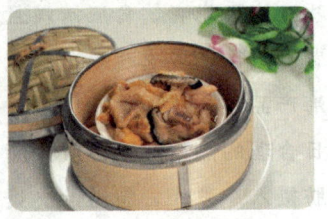